Veronika Langguth

Atmen Sie sich gesund

IRISIANA

Inhalt

Teil 1:

Der heilsame Atem: Grundlagen und Wissen

1. Einführung: Der Atem in den Fingerkuppen

Stellen Sie sich vor, Sie liegen auf dem Zahnarztstuhl, sehen den unerbittlich näher kommenden Bohrer, verkrampfen Ihre Schultern und wagen kaum zu atmen. Und stellen Sie sich weiterhin vor, wie durch eine einfache Maßnahme Ihre Furcht vor dem Bohrer merklich schnell verschwindet, Sie wieder durchatmen und sich trotz der anstehenden Behandlung entspannen.

Ein Zauber? Ja und nein: Diese überraschende und wohltuende Wirkung können Sie nämlich ganz einfach über spezielle Druckpunkte Ihrer Fingerkuppen erzeugen. Sie benötigen keine Geräte oder andere Hilfsmittel: Ihre Finger haben Sie schließlich immer dabei.

Die erstaunlichen Möglichkeiten unserer Finger und Fingerkuppen sind uns selten bekannt. Doch es gibt uralte Wissenstraditionen, die dieses uns innewohnende Geheimnis bereits vor Jahrtausenden entdeckten. So sind auch in diesem Verlag erfolgreiche Bücher über Finger-Qigong aus der traditionellen chinesischen Medizin oder Mudras aus der ayurvedischen Heilkunde erschienen.

Doch wir brauchen gar nicht in ferne Kulturen zu schweifen: Die im Jahr 2009 mit fast 99 Jahren verstorbene Berliner Atemtherapeutin Ilse Middendorf hat in den 1930er-Jahren des letzten Jahrhunderts die Druckpunkte an den Fingerkuppen und ihre heilende Wirkung auf unsere Atembewegung im ganzen Körper entdeckt und lehrbar gemacht. Außerdem erforschte sie Druckpunkte mit der gleichen atemanregenden Wirkung an Füßen und im Gesicht, die in diesem Buch ebenfalls beschrieben werden.

Unser Körper besitzt eine eigene Intelligenz, und um diese geht es: wieder so wie Babys und Kleinkinder intensiv zu empfinden und durchlässig zu atmen. Im Erwachsenenalter können wir nun ein spürbares Empfindungs-

und Atembewusstsein für unsere natürlichen Atemgesetzmäßigkeiten entwickeln, um uns diese im Alltag, wie im Beispiel der Zahnarztbehandlung, nutzbar zu machen.

Empfehlenswert ist natürlich eine fachkundige Anleitung durch Lehrende der Atemtherapie nach Ilse Middendorf. Doch dieses Buch kann Ihnen eine erste Möglichkeit vermitteln, sich tiefer mit den unbegrenzten Wirkungen dieser außergewöhnlichen Methode zu befassen. Weiteres dazu finden Sie in meinen Übungsanleitungen auf YouTube sowie im Literaturverzeichnis. In diesem Sinne wünsche ich Ihnen viel Freude bei der Lektüre und vor allen Dingen bei der Anwendung und Erfahrung dieser wunderbaren und genialen Entdeckung der Druckpunkte!

Sprachliche Gleichbehandlung der Geschlechter:
Um dieses Buch lesefreundlich zu gestalten, wurde teilweise auf eine durchgehende Nennung beider Geschlechter verzichtet. Mit dem generischen Maskulinum ist immer auch das andere Geschlecht gemeint.

Bedeutung der Symbole:

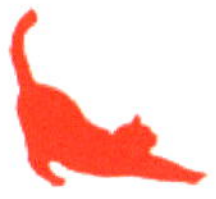

Übungen im Fließtext

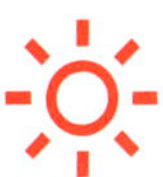

Wirkungsweisen, Gesetzmäßigkeiten und Möglichkeiten von Atemerfahrungen

Bemerkens- und Wissenswertes, hilfreich für das Verständnis und die eigene Atempraxis

2. Der Erfahrbare Atem nach Prof. Ilse Middendorf®

ILSE MIDDENDORF: LEBEN UND WERK

Ilse Middendorf (1910–2009) wurde in Franken/Sachsen geboren und hatte bereits mit elf Jahren ein tiefes inneres Wissen, dass der Atem eine besondere Rolle in ihrem Leben spielen würde. In jungen Jahren studierte und lehrte sie verschiedene körper- und atembezogene Methoden wie Atem- und Nervenmassage, Bewegungslehre, Gymnastik und Tanz, Ernährungslehre sowie verschiedene Formen der Leibtherapie und sie unterzog sich interessehalber einer Psychoanalyse nach C. G. Jung. Nach dem Zweiten Weltkrieg begegnete sie dem niederländischen Atemtherapeuten Cornelis Veening (1895–1976), der seine Atemtherapie des »inneren Atems« so lehrte, wie sie das Atmen bei sich selbst erfahren hatte. So arbeitete sie jahrelang bei und mit ihm. Auch ich hatte das Glück, ihn kurz vor seinem Tod noch kennenzulernen.

Ilse Middendorf erforschte, entwickelte und lehrte bis zu ihrem Tod ihre Methode des »Erfahrbaren Atems«. 1965 gründete sie in Berlin das Ilse-Middendorf-Institut für Atemtherapie und Atemunterricht mit Seminaren, Aus- und Fortbildungen sowie Einzelbehandungen. Nach jahrelanger Mitarbeit an verschiedenen Bildungseinrichtungen Berlins erhielt sie eine Professur an der Berliner Hochschule für Musik und Darstellende Kunst. Sie galt und gilt mit ihrer Methode als eine der führenden Experten auf dem Gebiet der Atemtherapie und war Mitbegründerin und Ehrenvorsitzende der Berufsvereinigung BEAM e.V. (Berufsvereinigung der AtemtherapeutInnen/-pädagogInnen des Erfahrbaren Atems nach Prof. Ilse Middendorf e.V.).

DER ERFAHRBARE ATEM IM VERGLEICH ZU ATEMTECHNIKEN

Die Grundlagen und Definitionen des Erfahrbaren Atems erleichtern Ihnen den Einstieg in die Übungen und erklären Fachbegriffe, die uns in der Alltagssprache ansonsten als solche nicht geläufig sind.
Falls Sie dennoch gleich mit dem Erarbeiten der Druckpunkte beginnen möchten, ist es sinnvoll und sogar notwendig, dass Sie sich zuvor mit dem Abschnitt »Die Durchführung« im Kapitel »Die Arbeit mit den Druckpunkten« beschäftigen, also der Wirkung der Druckpunkte auf unsere Atembewegung und wie sich diese Methode von anderen Atemmethoden unterscheidet.
Im Anschluss daran können Sie sich dann mit den Voraussetzungen für die Anwendung in Kapitel »Die Arbeit mit den Druckpunkten« vertraut machen.

Schon in alten Hochkulturen Ägyptens oder Griechenlands wusste man um die tief greifenden wandelnden und heilenden Wirkungen des Atems. Atem ist Leben. Das Atmen verbindet unsere Innenwelt mit der Außenwelt und erschließt auch die Möglichkeit einer spirituellen Erfahrung. So bedeutet der althebräische Ausdruck *ruach* »Wind«, »Atem«, »Hauch«, »Geist« und »Gott«. Und in der Bibel heißt es, dass Gott dem »Erdenkloß« seinen »lebendigen Odem in seine Nase« hauchte. »Und also ward der Mensch eine lebendige Seele.« (1)
Weiterhin stammt der Begriff der »Inspiration« aus dem lateinischen Wort *inspiratio*, das »Beseelung« bedeutet, und *inspirare*, das »einhauchen, (ein) atmen« meint sowie aus dem lateinischen Wort *spiritus*, das sowohl »Atem« und »Seele« als auch »Geist« bedeuten kann. Hier wird der Zusammenhang zwischen Atmen und göttlicher sowie künstlerischer Eingebung ersichtlich.
Durch die Jahrhunderte existierten und existieren auch heute zahlreiche Wege, mit und über den Atem sowohl in therapeutischer, gesundheits-

fördernder, religiöser und/oder persönlichkeitsbildender Weise zu arbeiten.

Grundsätzlich unterscheiden wir zwischen drei Wegen, mit dem Atem umzugehen:

a. **Unbewusster Atem:** Im alltäglichen Leben bleibt uns der Atem beziehungsweise die Atembewegung unbewusst.
b. **Atemtechniken:** Der Atem wird durch Wille und Vorstellung bewusst geführt und dem jeweiligen Ziel entsprechend verändert und eingesetzt wie zum Beispiel im klassischen Hatha-Yoga, in der Bioenergetik oder beim Holotropen Atmen nach Stanislav Grof.
c. Im **Erfahrbaren Atem** lassen Sie Ihren individuellen Atem fließen, wodurch Sie das Atmen an sich – und damit sich selbst – besser kennenlernen. Sie nehmen die Gesetzmäßigkeiten Ihrer unbewussten Atemfunktion bewusst wahr – aber unbeeinflusst durch Wille, Vorstellung oder Wunsch – und lernen dabei die Urbewegung Ihres Atems kennen. Durch Hingabe und Achtsamkeit wird Ihre Empfindungsfähigkeit ausgebildet, die sich zum Empfindungsbewusstsein ausweitet. In dieser Weise dringen Sie *»am Leitseil des Atems«* (Ilse Middendorf) zu den Ursprüngen Ihrer körperlichen und psychischen Verfassung vor und erfahren die wechselseitigen Beeinflussungen. Ebenso nehmen Sie die Verbindungen zwischen unbewussten und bewussten Prozessen deutlicher wahr. So kommen Sie zu Ihrer Mitte, spüren Ruhe und Gelassenheit, Durchlässigkeit und Leichtigkeit, »Entspannung« und Vitalisierung.

»Wir lassen unseren Atem kommen,
wir lassen ihn gehen und warten,
bis er von selbst wiederkommt.«
Ilse Middendorf (2)

Der Erfahrbare Atem ist eine Erfahrungswissenschaft und ein Entwicklungsweg.
Mittlerweile gibt es zahlreiche Studien und wissenschaftliche Untersuchungen zum Thema Atem, die seine heilende Wirkung auf Körper und Psyche untermauern. In unserer praktischen Arbeit sprechen wir von den Gesetzmäßigkeiten des Erfahrbaren Atems. Als gesetzmäßig wird bezeichnet, was sich im Laufe der Zeit erfahrungswissenschaftlich als für alle Menschen gleichermaßen gültig herausgestellt hat.

Hier sei noch einmal an einem praktischen Beispiel der Unterschied des Erfahrbaren Atems zu Atemtechniken erklärt: Bei der Anwendung einer Atemtechnik wird der Atem über das Denken oder die Vorstellung bewusst und gezielt eingesetzt und geführt. Sie atmen beispielsweise bewusst in Ihren Bauch hinein. Beim Erfahrbaren Atem hingegen geht es darum, den individuellen Atem als solchen zwar bewusst wahrzunehmen, doch ohne ihn willentlich zu steuern: Hier kreisen Sie zum Beispiel mit Ihrem Becken, um Ihre Atembewegung im Bauch- und Beckenraum anzuregen. Ihr Körper mit seiner ihm innewohnenden Intelligenz wird sich dann genau die Menge und das Ausmaß an Atembewegung und Atemkraft nehmen, die er benötigt. Nicht mehr und nicht weniger.

 *Der Atemrhythmus eines jeden Menschen ist so individuell wie sein Fingerabdruck!*

Letzten Endes kann die Arbeit mit dem Erfahrbaren Atem nur unvollständig erklärt werden, sie muss buchstäblich »erfahren« werden. Auch hierzu ein Beispiel: Versuchen Sie einmal, einem von Geburt an blinden Menschen eine Farbe wie Blau, Rot oder Grün zu beschreiben. Es ist schier unmöglich. Unsere Gefühls- und erst recht unsere Empfindungswelt reichen viel tiefer und weiter, als dass wir sie zwangsläufig linear mit Worten beschreiben könnten.

Der Erfahrbare Atem als Entwicklungsweg kann einen Menschen in vielerlei Weise ansprechen. So finden diejenigen zu dieser Arbeit, die ihren privaten und/oder beruflichen Stress besser bewältigen und gesundheitsbewusster leben wollen. Andere wiederum möchten sich selbst tiefer erfahren, entdecken und entwickeln – bis hin zu spirituellen Seinserfahrungen. Weitere streben an, über ihren Atem Impulse für Intuition, Kreativität und Kommunikationsfreude zu erhalten. Manche befinden sich auch in Lebenskrisen und möchten neue, sinnstiftende Wege finden.

»Atem hat eine lebenstragende Funktion.
Atmend können wir unseren Leib kennenlernen.
Atem kann erfahren und erlebt werden.
Er teilt sich über das Wort nur eingeschränkt mit.«
Ilse Middendorf (3)

ZENTRALE BEGRIFFE UND IHRE BEDEUTUNG

Übung und Wirkung

Im engeren Sinne kann im Erfahrbare Atem nicht von »Übung«, »Atemübung« und »allgemeiner Wirkung« gesprochen werden. Weshalb? Da jeder Mensch ein individuelles Wesen ist mit einem einmaligen Körper, den eigenen psychischen Gegebenheiten und seiner Lebensgeschichte, wirken auch die Atemübungen individuell unterschiedlich. Ilse Middendorf prägte für ihre Praxis deshalb das Wort der »Übungsweisen« oder auch »Atemweisen«.

So existieren zwar Übungen für spezielle Bereiche, doch sind sie nicht für oder gegen etwas gerichtet, sondern dienen vielmehr der Entwicklung einer Atem- und Empfindungsfähigkeit. Zudem kann der Einzelne auch eine Übung abwandeln, so wie es für ihn passender ist. Aus diesem Grunde korrigieren wir auch nicht. Letztendlich geschehen das Lösen von Verspannungen, die Eutonisierung (die Wiederherstellung der Normalspannung) von Erschlaffungen oder die Heilung oder Linderung von Leiden und Krankheiten sozusagen als »Beigabe«.

In diesem Buch habe ich deshalb statt »Wirkung« das Symbol der Sonne gewählt, welches in diesem Sinne erläuternd sowohl für Wirkungsweisen und Gesetzmäßigkeiten als auch Atemerfahrungs-Möglichkeiten steht.

Dosierung: Was die passende Dosierung betrifft, gibt es aus den oben genannten Gründen keine Vorgaben. Der eine möchte eine Übungsweise vielleicht fünfmal und die andere womöglich zehnmal durchführen, bevor ein Zustand oder eine Empfindung einer gewissen Sättigung eintritt. So müssen Beginnende erst einmal herausfinden, was wann und wieviel davon gut für sie ist, denn die Dosierung kann gemäß der eigenen Situation und Tagesform variieren. Ebenfalls müssen sie lernen, Ihren Atem nicht absichtlich zu holen sowie sich hinsichtlich Maß und Dauer nicht zu überziehen. Da die Übungen jedoch immer wohltuend sind, merken die Übenden ein Zuviel sehr schnell in Form von Unwohlsein oder Schmerzen. Deshalb dauert es erfahrungsgemäß nicht lange, das eigene Maß zu finden. Mit wachsendem Empfindungsbewusstsein benötigt man eher weniger als mehr.

Ausnahmen hiervon bilden die Druckpunktarbeit und die Vokalatemraumarbeit. So existieren genaue Vorgaben, was die Dauer der Anwendung/der Praxis angeht. Außerdem kommt es auf die Genauigkeit der Berührung oder die Eindeutigkeit der Lippenbewegung an. Dazu mehr in den entsprechenden Kapiteln.

»Richtiges« und »falsches« Atmen

Oft wird vom »richtigen« Atmen gesprochen und damit ein »falsches« Atmen impliziert.

Nach unserer Sicht atmet ein Mensch nie falsch, denn sein Atem reagiert immer spontan und unmittelbar auf alles, was er erlebt. Deshalb ist die Einordnung in Kategorien von »richtig« oder »falsch« unpassend. Zum

Beispiel entwickelt ein Kind, das immer angetrieben wurde, einen sog. Hochatem, eine verstärkte Atembewegung im Brustraum, die verhindert, dass der Atem tiefer in den Bauch hinein fließen kann. Oder es zieht als Schutz den Kopf ein, wenn es oft geschlagen wurde. So entstehen unbewusst dauerhafte Haltungen mit Anspannungen und Verkrampfungen und allen physio-psychischen Folgen von Stresserscheinungen, die bis ins Erwachsenenalter hineinreichen können.

Unser Leben, was ja mit allen Höhen und Tiefen unseren Atemrhythmus geprägt hat, ist nie »falsch« sondern immer richtig verlaufen. Damit ist allerdings nicht besagt, dass wir nicht individuell besser und ökonomischer atmen könnten. Deshalb liegt ein Schwerpunkt in der Arbeit mit dem Erfahrbaren Atem darin, ein Gespür für die naturgemäßen Funktionsweisen unseres Organismus zu entwickeln. Eingefahrene Atemmuster können in ihrer persönlichen Bedeutung erlebt und (empfindungs-)bewusst wahrgenommen werden. Über Übungen und/oder Atembehandlungen entwickelt sich stimmig der individuell lebensgünstigste Atemrhythmus. Und keinesfalls durch von außen angesetzte Maßnahmen oder gar die Korrektur eines »falschen« Atmens.

 *Es gibt kein falsches Atmen, es gibt nur die für Sie beste Atemweise.*

Einatem und Ausatem

Wir verwenden im Erfahrbaren Atem gern die Begriffe »Einatem« und »Ausatem« statt »Einatmung« und »Ausatmung«, um damit auszudrücken, dass das Atmen kein technischer Vorgang ist, der über den – in Fachbüchern derartig bezeichneten – »Atemapparat« erfolgt. Jeder Atemzug ist einmalig! Hierzu mehr im Kapitel »Die drei Phasen des Atemrhythmus«.

Hingabe und Achtsamkeit

Seit einigen Jahren ist der Begriff der Achtsamkeit in aller Munde und damit verbunden ist die Vermittlung entsprechender Methoden, die helfen,

Achtsamkeit im Leben zu schärfen und damit ein bewussteres Leben und Erleben zu ermöglichen. Doch leicht entsteht durch ein falsches Verständnis des Begriffes – besonders in unserer eher rational gelenkten westlichen Welt – eine neue Art von »Tun«, von Instrumentalisierung und Machbarkeit unter Leistungsdruck. Der Wunsch, achtsamer zu werden, unterliegt dann häufig einem selbst auferlegten Zwang durch die gesellschaftlich weitverbreitete Vorgabe einer Selbstoptimierung. So geht leicht das Lassen, Loslassen und Freigeben verloren.

In manchen mehr östlich geprägten Disziplinen ist die Hingabe im Begriff der Achtsamkeit enthalten. So hat Ilse Middendorf bereits in frühen Jahren die sich gegenseitig ergänzenden Begriffe der Hingabe und Achtsamkeit geprägt. Hingabe bedeutet, dass wir in uns hineinlauschen und in die Kräfte hineinspüren, die uns der Atem vermittelt. Achtsamkeit lässt uns bewusst wahrnehmen und einordnen, was es zu entdecken gibt.

Wenn wir beispielsweise beim Üben zu sehr auf den Übungsablauf achten, können wir nicht wirklich das wahrnehmen, was uns dieser zu vermitteln vermag. Vertiefen wir uns zu sehr in der Hingabe, verlieren wir die bewusste Anbindung an unser Selbst.

Fehlende Achtsamkeit als Zeichen unserer Zeit bedeutet auch Unbewusstheit. Allzu oft übersehen und überhören wir körperliche und psychische Signale, die auf Störungen unseres Systems hinweisen. Unser leibliches Empfindungsbewusstsein wird so zum ungenutzten Potenzial – hier setzt der Erfahrbare Atem an.

Überlassen wir uns durch eine hingabevolle Achtsamkeit der Führung unseres Atems, gewinnen wir einen neuen Zugang zu uns selbst.

Es gilt, in täglichen Lebenssituationen bewusst und empfindungsbewusst immer wieder die Balance zwischen Achtsamkeit und Hingabe zu finden. So wandelt sich die Sicht auf Probleme, Störungen und Krankheiten im Sinne der Salutogenese (mehr dazu im Kapitel »Salutogenese: Hinwendung zum Gesundwerden und -bleiben«). Selbstheilungskräfte werden gestärkt, wir vertrauen unserem Atem als Lehrer und damit uns selbst und dem Leben. Wir übernehmen die Verantwortung für unsere gesundheitliche Entwicklung und unser Potenzial kann sich voll entfalten.

Der Begriff »Leib«

Dieses in der Umgangssprache leider kaum noch gebräuchliche Wort umfasst in seiner originären Bedeutung weitaus mehr als das rein Körperliche. Ursprünglich kommt der Begriff aus dem althochdeutschen *lip* für »Leben«, und so meinen wir mit dem Begriff »Leib« nicht nur den physischen, sondern auch den beseelten Köper, der somit die allgemein bekannte Dreiheit von »Körper-Seele-Geist« integriert.
Es würde den Rahmen dieses Buches sprengen, auf die vorwiegend westlichen und speziellen deutschen – und in meinen Augen ungenauen – Definitionen von »Seele« und »Geist« einzugehen. Letzten Endes geht es im Erfahrbaren Atem darum, näher zu sich selbst, zur eigenen Mitte und in Balance zu kommen.

Der Begriff »Entspannung«

Genau genommen gibt es drei Spannungszustände, in denen wir uns befinden können: die Idealspannung oder auch »Wohlspannung«, den sogenannten Eutonus (*griechisch Eu* = »gut, wohl«; *tonos* = »Druck«), die Unterspannung und die Überspannung. Im Eutonus, der individuell optimalen Muskel- und Lebensspannung, können wir zum Beispiel auf einen Angriff, egal ob verbal oder nonverbal, schnell, wach, gelöst und kraftvoll reagieren. Sind wir in der Unterspannung, müssen wir erst wieder in den Zustand des Eutonus kommen, um adäquat reagieren zu können. Und wenn wir in der Überspannung – auch als Anspannung oder Verkrampfung bezeichnet – sind, müssen wir diese erst lösen, um zur kraftvollen Reaktion fähig zu sein. Wären wir, rein von der Wortbedeutung her, völlig »ent-spannt«, dann wären wir, nun ja – tot. Der Begriff »Entspannung« hat sich zwar allgemein eingebürgert, doch bevorzugen wir im Erfahrbaren Atem stattdessen lieber den einer »Lösung« oder »Entkrampfung«.

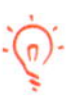

In diesem Buch verwende ich als Kompromiss mal den einen, mal den anderen Begriff, doch meine ich damit immer die oben dargestellten Interpretationen.

SALUTOGENESE: GESUNDWERDEN UND -BLEIBEN

Wenn Sie sich jetzt fragen: »Wofür ist denn solch eine Übung gut? Was heilt sie denn?«, dann kann ich nur antworten: Sie ist für alles gut und vermag im besten Fall alles zu heilen oder zumindest zu lindern. Wie bereits im Kapitel »Übung und Wirkung« dargestellt, gibt es sehr wohl eine Wirkung, doch welche weiteren Aktivierungs- oder Heilungsprozesse diese im Leib des Einzelnen hervorruft, ist von den individuellen Umständen abhängig.

Insofern heilt nicht die Übung selbst, sondern sie vermag Selbstheilungsprozesse anzustoßen. So wird auch nicht »gegen« etwas im Körper »gekämpft«, sondern, wie Ilse Middendorf so wunderbar sagte, *»gehen wir Arm in Arm«* mit den Beschwerden. Mag ein Mensch noch so krank sein – solange er lebt und atmet, verfügt sein Organismus immer noch über Heilkräfte. Es stehen also nicht die Krankheit oder deren Symptome im Mittelpunkt, sondern das, was im Menschen heil, bewusst, gesund und »anwesend« ist. So können Selbstheilungskräfte aktiviert und spezielle Fähigkeiten wie zum Beispiel ein gesteigertes Empfindungsbewusstsein entwickelt werden. In dem Maß, wie diese Fähigkeiten wachsen, helfen sie bei der Bewältigung von Konflikten, Problemen, Störungen und Krankheiten und je nach persönlicher Zielrichtung unterstützen sie die Bewusstwerdung und ganzheitliche Gesundung. Ilse Middendorf: *»Wir behandeln nicht das Asthma, sondern den Menschen mit seinem Asthma.«*

Der Erfahrbare Atem zählt somit zu den salutogenetischen Arbeitsweisen. Der Begriff »Salutogenese« leitet sich vom lateinischen *salus* = »gesund, in Ordnung, heil, gerettet, sicher, erlöst« und vom griechischen *genese* = »Entstehung« ab. In der Arbeit mit dem Erfahrbaren Atem stärkt die Atembewegung und Atemkraft das Heile, Gesunde, wodurch das »Kranke« allmählich an Kraft und Einfluss verliert. Der Atem wendet sich an jene Bereiche des Körpers, die einem Übenden bereits (empfindungs-)bewusst geworden sind, um von dort die unbewussten Regionen oder Anteile zu erschließen. Die Salutogenese fragt somit nicht nach den Ursachen von Erkrankungen, sondern vielmehr nach Gründen und Wegen, weshalb und wie Menschen gesund bleiben oder es wieder werden. Nach Aron Antonovsky ist Gesundheit »kein normaler, passiver Gleichgewichtszustand« (Homöostase). Vielmehr muss ein Mensch aktiv dafür sorgen, dass ihm genügend Widerstandskraft, persönliche Ressourcen und Schutzfaktoren zur Verfügung stehen. Hier setzt die Arbeit am Erfahrbaren Atem an: Wir atmen uns in jeder Hinsicht gesund.

MEDIZINISCHE UND PSYCHO-PHYSISCHE GRUNDLAGEN

Es gibt keine andere Körperfunktion, die umfassender mit allen physischen und psychischen Vorgängen im Menschen vernetzt ist und empfindlicher auf Veränderungen reagiert wie das Atemgeschehen: mechanisch, kreislaufdynamisch, chemisch, nervös-reflektorisch und zentral-nervös.

- **Mechanisch** besteht eine Wechselwirkung zwischen der Atembewegung und zahlreichen Körperorganen und deren Funktionen.
- **Kreislaufdynamisch** hängt die Atembewegung eng mit der Herzfunktion und dem Körper- und Lungenkreislauf zusammen.
- **Chemisch** wird über die Atmung die Sauerstoffversorgung, der Kohlendioxidspiegel, die Ionenkonzentration und damit die gesamte Stoffwechsellage beeinflusst.
- **Nervös-reflektorisch** wirkt sich die Atmung auf die benachbarten beziehungsweise nachbarlichen Organe und deren Funktionen über nervliche Verflechtungen aus.

- **Zentral-nervös** besteht ein tief greifender Einfluss der Organmotorik, vor allem der Atemmotorik, auf die Großhirn- und Bewusstseinsvorgänge des Menschen und damit auf sein Empfinden und sein Gefühlsleben.

In der *Formatio reticularis*, einem komplex vernetzten Zentrum in der Tiefe Ihres Stammhirns, strömen alle Informationen zusammen, die in Ihrem Körper beziehungsweise Gehirn entstehen. Auch nur der geringste von außen oder innen kommende Reiz verändert Ihre Atemweise; mit einem geschulten Atem- und Empfindungsbewusstsein erleben Sie das höchst differenziert.

DAS GESTEIGERTE ATEM- UND EMPFINDUNGSBEWUSSTSEIN

Wie wir erfahren haben, reagiert nichts so direkt auf geistige, emotionale und körperbezogene Prozesse wie die Atmung. Die individuelle Atembewegung ist der unmittelbarste Zugang zum Körper und dessen physiopsychischen Vorgängen. Bedenken Sie, dass allein schon ein Gedanke an einen Blütenduft oder eine Feuerwehrsirene uns tief durchatmen oder unseren Atemfluss stocken lässt! Und umgekehrt kommen wir auf »andere Gedanken«, wenn wir etwas Schönes und Angenehmes erleben: »*Ein einziger Gedanke vermag Sie in eine gute oder schlechte Stimmung zu versetzten – er kann Sie stark oder schwach machen, denn er beeinflusst Ihre Gefühle, Ihre Atembewegug und Ihre Körpersprache und vice versa. Je nachdem, wie Sie die tägliche Informationsflut geistig und körperlich verarbeiten, fühlen Sie sich wohl oder unwohl. Sie haben es in Ihrer Hand…*« (4)

So beeinflussen konstruktive Gedanken auch einen guten Atemdurchfluss und begünstigen eine aufrechte Körperhaltung – wie umgekehrt pessimistische Gedanken unsere Haltung niederdrücken und den Atemfluss hemmen.

Normalerweise bauen wir von Geburt an durch die Herausforderungen des Lebens physio-psychische Schutz- und Gewohnheitshaltungen auf. Verkrampfungen und Stauungen sind die Folge, die einen freien Atemfluss ver- oder behindern. So kommt eine über muskuläre Verflechtungen durch den gesamten Körper fließende Atembewegung beim Erwachsenen so gut wie nie vor.

Durch Atemübungen und ein gesteigertes Atem- und Empfindungsbewusstsein darf die Atembewegung wieder ungehindert durch den Körper fließen, was das gesamte Herz-Kreislauf-System positiv beeinflusst und Muskeln und Organe gut durchblutet. Sämtliche Stoffwechselvorgänge funktionieren besser und alle nervlichen und geistigen Funktionen erfahren eine zusätzliche Aktivierung. Es stellt sich der entspannte *Alphazustand* oder sogar – ähnlich wie in einer Meditation – der schlafähnliche *Thetazustand* ein, was physio-psychische und mentale Heilungsabläufe begünstigt. Durch die Verlangsamung der Gehirnwellenfrequenzen erhalten wir gleichermaßen einen Zugang zum Unbewussten.

So lösen sich nicht nur Anspannungen und Ängste, sondern wir werden uns zunehmend dessen bewusst, was wir im Laufe unseres Lebens nicht leben durften und nun leben dürfen. Gleichermaßen werden (lebens-)verändernde Bewusstwerdungsprozesse angestoßen, die Grundlage für Persönlichkeitsentwicklung. Das macht uns innerlich freier, freudig und zuversichtlich und lässt uns alltägliche Schwierigkeiten besser ertragen. Die allgemeine Widerstandskraft steigert sich und wir gehen bewusster mit uns selbst und unseren Mitmenschen um. Wandlung auf allen Ebenen wird möglich: physisch, psychisch, mental, geistig und sozial.

DAS PRINZIP ATEM, SAMMLUNG UND EMPFINDUNG

Das Empfindungsbewusstsein für Atembewegungen entwickelt sich allmählich über Sammlung, Atem und Empfindung. Probieren Sie es einfach einmal aus:

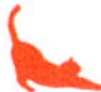

Setzen Sie sich aufrecht auf einen Stuhl oder Hocker mit ebener Sitzfläche. Legen Sie, am besten mit geschlossenen Augen, Ihre Hand auf Ihre Schulterkuppe oder in Ihre Achselhöhle. Nehmen Sie Atembewegung wahr? Verweilen Sie dort etwas und spüren Sie hinterher nach, ob es eine Wirkung gab und gibt. Wenn Sie in einer bestimmten Gegend Ihres Leibes eine Zeit lang gesammelt sind, empfinden Sie diese Gegend intensiver und die Atembewegung steigert sich dort. Das können Sie auch als Empfindungen von Weite, Wärme oder Kribbeln wahrnehmen. Möglicherweise spüren Sie ein allgemeines Wohlgefühl, verbunden mit Lösung, Anregung und/oder Vitalisierung.

An dieser Stelle möchte ich den Unterschied zwischen dem Begriff der »Empfindung« und dem des »Gefühls« erläutern. So empfinden zum Beispiel zwei Personen einen kühlen Windhauch, doch sie interpretieren diesen ihrem Gefühl entsprechend unterschiedlich. Der einen Person ist der Hauch äußerst angenehm und sie breitet lächelnd ihre Arme aus, während sich die andere fröstelnd ihre Arme reibt.
Es handelt sich somit bei der Empfindung um eine Reaktion auf körperliche Reize, die über das sensible Nervensystem wahrgenommen werden. Über das Gefühl bewerten wir individuell unterschiedlich, was wir empfinden.
Die Empfindungsfähigkeit wird in vielen Kulturen von früher Kindheit an normalerweise nicht gefördert oder gar unterdrückt. Sind von Erziehenden beispielsweise sexuell gefärbte Gefühle bei einem Kind nicht erwünscht, dann unterdrückt es auch alle Empfindungen, die mit seinem Sexualbereich zusammenhängen – denn es darf ja infolgedessen nicht in diese tabuisierte Zone hineinspüren.

Über Sammlung, Atem und Empfindung ist das »weit und schmal werden« (Ilse Middendorf) unserer Körperwände – der Ein- und Ausatem – überall im Leib zu spüren.

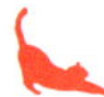

Atembewegung im Leib wahrnehmen

Setzen Sie sich aufrecht auf einen Stuhl oder Hocker mit ebener Sitzfläche. Legen Sie Ihre Hände nacheinander auf Ihre Körpermitte, Seiten und Nierengegend, Ihren Bauch und Brustraum. Immer werden Sie eine mehr oder weniger starke Atembewegung von »weit und schmal« wahrnehmen.

Diese variiert sowohl individuell je nach Tagesform als auch von Mensch zu Mensch. Alle drei Elemente könnten auch in anderer Reihenfolge auftreten. So können Sie beispielsweise zuerst Ihre Körpermitte empfinden oder sich als Erstes dort sammeln oder dort zuerst Ihre Atembewegung wahrnehmen – und immer folgen die anderen beiden Qualitäten nach. So entwickeln Sie allmählich ein Atembewusstsein für Ihren gesamten Körper und zusammen mit dem Empfindungsbewusstsein bauen Sie ein Körperbewusstsein oder besser: Leibbewusstsein auf.

Varianten: Ihr Empfindungsbewusstsein für bestimmte Gegenden des Leibes können Sie auf verschiedene Weise anregen und entwickeln: durch Handauflegen, Streichen, Klopfen oder Dehnen sowie durch die Vokalatemraumübungen – und natürlich auch über die Druckpunkte.

DIE DREI PHASEN DES ATEMRHYTHMUS

Wir leben heute in einer zunehmend atemloser werdenden Zeit, in der es eine Herausforderung bedeutet, eine gute Balance zwischen Engagement und Ruhe zu bewahren. Nun prägt unser Lebensrhythmus auch unseren Atemrhythmus – und umgekehrt.

In der Regel kennen die meisten Menschen nur zwei Atemphasen: das Einatmen und das Ausatmen. Dabei verläuft unser Atemrhythmus in Dreierphasen: Einatmung, Ausatmung und Atempause.

Betrachten wir einmal unseren Leib hinsichtlich des Atem-, Empfindungs- und Körperbewusstseins, bezogen auf den Atemrhythmus. Bereits mit dem ersten Atemzug beginnen wir, »die Welt«, das »Außen« mit allen visuellen, auditiven und haptischen Eindrücken in uns hineinzulassen. Somit nehmen wir beim Einatmen nicht nur das lebensnotwendige Sauerstoff-Gasgemisch auf, sondern atmen damit auch alles, was auf uns einströmt, ein. Das Ausatmen wiederum bedeutet nicht nur, ein Kohlendioxidgemisch, also sogenannte »verbrauchte« Luft, oder überflüssig Gewordenes abzugeben. Vielmehr ist es unser Selbstausdruck, ein Freiwerden, ein formendes und gestaltendes Hergeben und Freigeben von Kräften in »die Welt« sowie auch tatkräftiges Agieren und Reagieren in der Kommunikation.

Die darauffolgende Atempause – oder auch Atemruhe – gibt uns die Möglichkeit, »zu uns« zu kommen, als schöpferische Pause in Ruhe zu assimilieren und das zuvor Erlebte zu verarbeiten, zu »verdauen«. Sodann erfolgt der neue, im besten Fall kraftvolle Einatemimpuls.

Dieser Dreierrhythmus ist nie gleich. So kann die Pause je nach Tätigkeit und Stimmung verhältnismäßig kurz sein oder – wie etwa bei anstrengenden sportlichen Tätigkeiten – auch ganz wegfallen.

Jeder Mensch erlebt die Welt anders und hat dementsprechend einen ihm eigenen Atemrhythmus, der sich im Leben in Hingabe und Achtsamkeit ausformt. In unseren Beziehungen verbindet und unterscheidet uns das Atmen gleichermaßen. Wir atmen die gleiche Luft ein, doch wir erfahren diesen Prozess individuell mehr oder weniger bewusst – und dementsprechend selbstverantwortlich oder nicht.

Je nachdem, wie wir mit Herausforderungen umgehen, ändert sich unser Atemrhythmus. So tendiert ein willensgesteuerter »Macher« eher dazu, den Atem ungeduldig einzuziehen, wieder herauszustoßen und ohne Pause neu zu holen. Es liegt auf der Hand, dass sich ein solcher Atemrhythmus über kurz oder lang abträglich auf den gesamten Organismus auswirkt.

Innerhalb der Atemarbeit findet der Übende mit der Zeit zu seinem »Ur-Atemrhythmus«, der zuvor durch die Herausforderungen des Lebens und

eingefahrene (Atem-)Gewohnheiten überlagert wurde. So wächst Vertrauen zu sich selbst – zur Wahrnehmung unserer individuellen Einzigartigkeit –, verbunden mit einem außerordentlich stabilen Wohlgefühl. Wer es einmal kennengelernt hat, sucht und findet immer wieder zurück zu dieser inneren Balance, die sich ebenso im äußeren Tun auszudrücken vermag.
In der Atemtherapie deuten wir – zusammen mit anderen Faktoren – diese »Atemsprache« und können so dem Einzelnen helfen, zu seinem eigenen heilenden und ausgleichenden Ur-Atemrhythmus zu finden und ihn damit in seiner Wandlung und Persönlichkeitsentwicklung zu unterstützen.

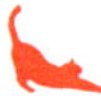

Atembewegung und Atemrhythmus durch Auflegen der Hände wahrnehmen

Versuchen Sie gleich einmal, Ihren Atem von selber kommen und gehen zu lassen, und beobachten Sie, ob sich nach Ihrem Ausatem eine mehr oder weniger lange Atempause einstellt. Es gibt hier nichts »Falsches«!
Setzen Sie sich aufrecht auf einen Stuhl oder Hocker mit ebener Sitzfläche. Legen Sie beide Hände aufeinander auf Ihre Körpermitte zwischen Nabel und Brustbein, sodass Ihre Kleinfingerseite gerade noch Ihren Nabel berührt. Beobachten Sie nun Ihren Atemrhythmus, ohne ihn zu beeinflussen. Können Sie wirklich warten, bis Ihr Einatem von selbst einströmt? Wie nehmen Sie Ihren Ausatem wahr? Wie lang möchte die anschließende Atempause sein?

Varianten: Legen Sie eine Hand mit Ihrem Handrücken gegenüber auf Ihre Nierengegend. Tauschen Sie immer wieder einmal die Position Ihrer Hände. Legen Sie als weitere Variante eine Hand auf Ihre Mitte und die andere darunter auf Ihren Bauch.

Wenn Sie Ihren Atemrhythmus in verschiedenen Situationen beobachten, werden Sie feststellen, dass er sich immer wieder verändert. Außerdem kann sich Ihre Atmung unter Ihren Händen zunehmend vertiefen und heilend wirken. Solch eine Selbstwahrnehmung gönnen Sie sich am besten bereits frühmorgens im Bett! Sie hilft Ihnen, gesammelt den Tag zu beginnen. Tagsüber dient Ihnen dieses spürende Handauflegen dazu, nach Aufregungen oder Anstrengungen wieder schnell in eine gute Balance zu kommen. Und abends sorgt es für ein sanftes Hinübergleiten in den Schlaf.

DIE FÜNF ATEMRÄUME UND DIE RICHTUNGEN DES ATEMS

Befassen wir uns nun mit unserem Leib und dem Atem-, Empfindungs- und Körperbewusstsein, bezogen auf unsere Gestalt. In der Atemarbeit sprechen wir hier vom unteren, mittleren und oberen Raum, und jeder Raum entspricht einer spezifischen Wahrnehmung, wie wir im Leben stehen und uns darin entfalten.

Der untere Raum

Stellen Sie sich einmal hin und vergleichen Sie sich mit einem Baum: Ihre Füße, Beine und Ihr Becken bilden die Wurzeln und sind fest und stabil mit der tragenden Erde verbunden. Ihre Mitte zwischen Nabel und Brustbein gleicht dem Stamm, und Ihre Hände, Arme, Ihr oberer Brustkorb mit oberem Rücken, Schultern, Hals und Kopf entsprechen den Ästen, Zweigen, Blättern, Blüten und Früchten des Baumes.

So bildet der untere Raum unser Fundament und im wahrsten Sinne des Wortes unseren »Stand-Punkt«, kann uns Geborgenheit vermitteln, drückt aber auch unsere vitale Freude am Fortschreiten, Tanzen oder Stampfen aus. Er ermöglicht uns ebenso die Wahrnehmung des unteren »Außenraumes. Mit dem Begriff »Außenraum« ist hier der Raum, gemeint, der außerhalb unserer körperlichen Begrenzungen liegt. Erspüren Sie einmal, wie tief Ihre »Wurzeln« reichen können:

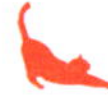

»Wurzelkraft erleben«

Legen Sie Ihre Hände aufeinander und so auf Ihren Nabel, dass Ihre beiden Handflächen nach unten zeigen. Nun stellen Sie sich vor, dass Sie vom Nabel ab wie ein Baum in der Erde stehen. Solch eine Stabilität und Sicherheit kann uns unser unterer Raum vermitteln, wenn wir ihn atem- und empfindungsbewusst spüren gelernt haben.

Der mittlere Raum

Dieser Raum reicht vom Nabel bis zum Brustbein. Hier können wir uns als Persönlichkeit mit allen unseren Befindlichkeiten wahrnehmen und gut zu uns selbst, zu unserer »Mitte« kommen. Weiterhin spannt sich zwischen Brust- und Bauchraum das Zwerchfell aus. Ober- und unterhalb unseres Zwerchfells gruppieren sich die meisten unserer Organe: über dem Zwerchfell das Herz und darunter Magen und Bauchspeicheldrüse, Leber mit Gallenblase, Milz und Nieren sowie Teile unseres Darms, insbesondere des Zwölffingerdarms. Sind hier die Funktionsweisen gestört, drückt sich das früher oder später in Stimmungswandlungen aus. Der mittlere Raum ermöglicht uns eine Ausbreitung in den mittleren Außenraum. Ein frei schwingendes Zwerchfell aktiviert ebenso eine gut wahrnehmbare seitliche Ausweitung mit stimmungsaufhellender Wirkung. Denken wir an das Lachen oder Schunkeln!

Das Zwerchfell: *An dieser Stelle lohnt es, sich etwas intensiver mit der besonderen Stellung unseres Zwerchfells und dessen psychischer Bedeutung zu befassen.*

Das Zwerchfell (altgriechisch Diaphragma*) ist unser Hauptatemmuskel und bildet eine muskuläre Wand zwischen Brust- und Bauchhöhle. Es besteht aus einer Doppelkuppel, in deren Einsenkung unser Herz ruht. Im Einatmen senkt es sich in Richtung Unterbauch, beim Ausatmen geht es in die Ausgangslage zurück. Das Zwerchfell nahm in allen antiken Kulturen und hier speziell bezogen auf den Umgang mit dem Atem* *immer eine besondere Stellung ein, die nicht nur seine rein physiologische und anatomische Bedeutung umfasste. So wurde im antiken Griechenland das Zwerchfell als Sitz des Geistes oder der Seele und als Zentrum unseres Lebens und Empfindens betrachtet. Der Begriff »phrenós« stand sowohl für das Zwerchfell als auch für die Seele, das Gemüt und den Geist.*

Auch in dieser Hinsicht hat der mittlere Raum eine besondere Stellung inne: Die Wahrnehmung unserer Mitte hilft uns, empfindungs- und gefühlsmäßig die Balance zwischen oben und unten, zwischen rechts und links, zwischen innen und außen zu finden. Eine über den Atem gestärkte Mitte verhilft uns dazu, tief innen in uns anzukommen. Wir spüren ein deutliches Zentrum mit einer Mittensubstanz, die durch das Üben von Hingabe und Achtsamkeit zunehmend an Stärke gewinnt. So wird es uns möglich, uns als individuelle Person, als Persönlichkeit wahrzunehmen und anzusprechen. Worte reichen hier nicht aus, so schreibt Ilse Middendorf: »Sie *[Anm. d. Red.: die Mitte]* kennzeichnet sich durch die… verdichtete Substanz und eine seelisch-geistige Gewissheit, die sich als Wesens-Ich-Kraft, Verantwortungsbewusstsein und Kreativität äußert.« (5)

Der obere Raum

Dieser Raum erlaubt es uns, dass wir uns in der Welt entfalten und sie nach allen Seiten frei beweglich gestalten: mit Armen, Händen und Fingern, Hals, Gesicht und Kopf, mit Augen, Nase, Mund und Ohren und damit verbundener Gestik, Mimik und Stimme. So vermittelt er uns auch Wahrnehmungen, die bis über unseren Kopf in den Außenraum hinausgehen.

Fest in unserem unteren Raum »in der Erde« verankert, kann über unsere persönliche Mitte nun im oberen Raum alles an Selbstausdruck entstehen, was wir sind und geworden sind.

In die Welt zu treten, uns dort zu entfalten und zu beweisen, im gestaltenden bis hin zum künstlerischen Ausdruck unserer selbst agieren und reagieren wir. Um beim Vergleich des Baumes zu bleiben: Die Blätter eines Baumes atmen, indem sie Luft und Wasser aufnehmen und diese durch Einwirkung von Licht in Nährstoffe für den Baum transformieren, die über den Stamm bis nach unten in die feinsten Wurzeln transportiert werden. Und auch wir nehmen zum einen Nahrung auf, die im Körper zu lebensnotwendigen Stoffen umgewandelt wird. Zum anderen nehmen wir atmend Luft auf (Inspiration = lateinisch *inspiratio* = »einatmen«), die in der Lunge transformiert wird, sodass Sauerstoff ins Blut abgegeben werden kann und uns ganzheitlich versorgt. Und schließlich nehmen wir auch alles, was wir über unsere Sinne und unser Tun erleben, auf, und je nach individueller Gegebenheit nährt es unseren Organismus mehr oder weniger und lässt uns so je nach individueller Erfahrung beispielsweise fest auf der Erde stehen oder unschlüssig ins Schwanken geraten.

Der Innenraum und der Außenraum

Der untere, mittlere und obere Raum bilden unseren Innenraum. Mit dem Außenraum ist der gesamte Raum außerhalb unseres Leibes gemeint, mit allem, was über und unter uns, vorne, hinten, rechts, links und dazwischen liegt. So kann die Wahrnehmung des Außenraums begrenzt sein oder bis hin ins Unbegrenzte reichen.

In der Arbeit mit dem Erfahrbaren Atem bauen wir die Übungen immer zuerst auf dem unteren Raum auf. Denn wie bei einem Baum stellt unser unterer Raum unsere Verbindung zur Erde, sozusagen unsere Wurzeln, dar. Je stabiler wir in unserer Erde verwurzelt sind, desto solider und widerstandsfähiger bauen sich auch die anderen Räume auf.

Vor allem können Verkrampfungen im oberen Raum erst dann losgelassen werden, wenn Anspannungen im unteren Raum gelöst und die Wahrnehmung für diesen Bereich intensiviert wurden.

Der aufsteigende, der absteigende und der horizontale Atem

Mit zunehmender Übung und Empfindungsfähigkeit sammelt sich Atemkraft in den einzelnen Räumen, die jeweils in eine Bewegungsrichtung drängt oder fließt.

Die aufsteigende Kraft aus dem unteren Raum

Die aufsteigende Kraft aus dem unteren Raum treibt nach oben. Es ist eine gestaltende Kraft, die aus tieferen unbewussten Schichten unseres Seins als *»gebündelte Atemkraft«* (Ilse Middendorf) den mittleren Raum trägt und in den oberen Raum strebt. Dort kann sie durch Nase oder Mund entlassen werden, und mit zunehmender Empfindung auch durch Schultern, Achselhöhlen, durch das Schädeldach oder andere Gegenden, in denen zuvor ein Empfindungsbewusstsein aktiviert wurde. Dieser Atemstrom wirkt stark aufrichtend und kann kreative und vitalisierende Kräfte wecken.

Die absteigende Kraft aus dem oberen Raum

Die absteigende Kraft aus dem oberen Raum fließt sanft über die Mitte nach unten. Sie ist mehr feinstofflicher Natur und auch der Einatem im oberen Raum ist kürzer und feiner. Der darauffolgende Ausatem strömt sacht nach unten und vermittelt die Möglichkeit, sich besser niederzulassen und zur Ruhe zu finden.

Die Kraft aus dem horizontalen Atem im mittleren Raum

Die Kraft aus dem horizontalen Atem im mittleren Raum strebt im Einatem weitend in den Außenraum und im Ausatem verdichtend in das Mittenzentrum. Im Fortschreiten dieses Wechsels von Weite und Verdichtung entsteht ein Kraftfeld im Innenraum. Diese verdichtete Substanz vermittelt eine starke Erfahrung einer persönlichen kreativen Wesenskraft, die sich jedweder Beschreibung entzieht und erfahren werden muss.

DIE VIER SÄULEN DER ATEMARBEIT

Dehnungen

Das Dehnen verschiedener Körperbereiche bewirkt ein verstärktes Einströmen des Atems. Beim Ausatmen schwingen unsere gedehnten Körperwände wieder zurück. In dieser Weise wird das Empfindungsbewusstsein für die jeweiligen Körperbereiche gestärkt. Außerdem wirkt die nach dem Dehnen folgende Ausatmung lösend und entlastend. Des Öfteren müssen wir dabei gähnen, seufzen oder stöhnen, was auf keinen Fall unterdrückt werden sollte, da es sich hier um wesentliche Erholungsreflexe handelt. Es gibt vielfältige Übungen, die über kleine oder große Dehnungen den Einatemreflex auslösen. Das machen wir uns im Erfahrbaren Atem zunutze, um Empfindungs- und Atembewusstsein zu schulen – mit allen damit verbundenen ganzheitlich heilenden und wandelnden Wirkungen. Probieren Sie gleich einmal das Dehnen mit Ihren Händen aus:

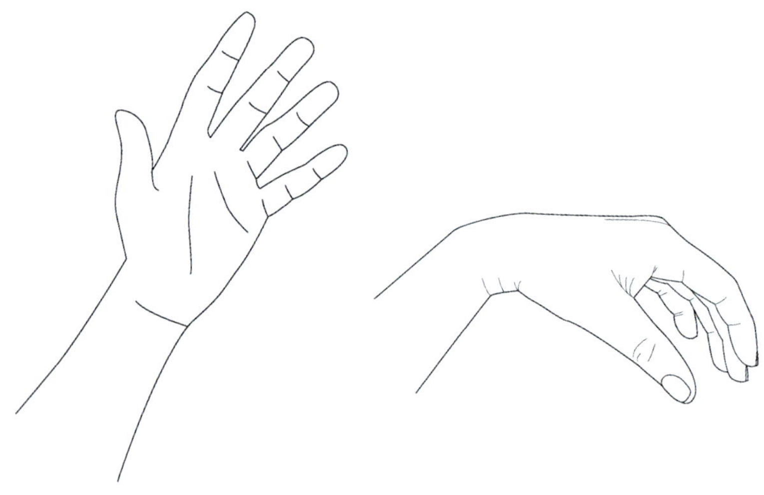

Dehnen der Hand

Setzen Sie sich aufrecht auf einen Stuhl oder Hocker mit ebener Sitzfläche. Ihre Hände liegen locker mit nach oben geöffneten Handflächen auf Ihren Oberschenkeln. Dehnen Sie eine Hand von der Handmitte aus nach vornoben in den Raum bis in Ihre Fingerkuppen hinein, doch ohne Ihre Hand zu recken, das heißt ohne dass Ihre Finger steif werden. So bleibt Ihre Hand durchblutet und durchlässig für die Atembewegung. Dann lösen Sie diese Dehnung wieder, indem Sie Ihre Hand aus dem Handgelenk locker hängen lassen. Beachten Sie die daraufhin folgende Atempause. Führen Sie das Dehnen einige Male durch, auch mit Ihrer anderen Hand und mit beiden gleichzeitig. Wenn Sie Ihren Atemstrom bewusst zulassen, werden Sie feststellen, dass sich die oben dargestellte Gesetzmäßigkeit einstellt: Das Dehnen löst Einatmen aus, im Lösen müssen Sie ausatmen und daraufhin schließt sich die Atempause an. Dehnen Sie auch einmal Ihre Füße, Ihren Rücken, Ihre Zunge et cetera – und immer wird sich dieser Ablauf einstellen.

Vokalatemräume

Anfang der 1950er-Jahre entwickelte Ilse Middendorf die Vokalatemraumarbeit. Bei der Arbeit mit Vokalatemräumen wird ein Vokal schweigend »gesungen« oder kontempliert und/oder über den Ton ohne Nachdruck nach außen gegeben, je nach individuellem Atemrhythmus und persönlicher Tonstärke. Jede Vokalschwingung bildet gesetzmäßig einen speziellen Atembewegungsraum und bewirkt entsprechende Stimmungen. So entsteht beim schweigenden Singen oder Tönen des Vokals U ein anderer Atembewegungsraum als beim I, E, O oder A. Ebenso ergeben die Umlaute Ä, Ö oder Ü unterschiedliche Vokalatemräume. Wichtig ist hierbei, die sich dabei ergebenden Empfindungen nicht mit den Schwingungen der Resonanzräume zu verwechseln. Resonanzräume sind die luftgefüllten Höhlen in Kopf und Rumpf, die beim Tönen zwangsläufig mitschwingen.

Konsonanten können ebenfalls kontempliert und »in den Laut gegeben«, das heißt als hörbaren Laut ausgedrückt werden. Wir nehmen sie als Anschläge, Zentrierungen, Verbindungen oder Lösungen in den Körperwänden wahr. Der Einfachheit halber ordnen wir die Arbeit mit Konsonanten ebenfalls der Vokalatemraumarbeit zu. Die Arbeit mit Vokalatemräumen intensiviert unser Empfindungsbewusstsein und ist besonders gut dazu geeignet, den Atem von selbst kommen zu lassen – und außerdem bereitet sie immer Freude! Allerdings fällt die Wahrnehmung der Vokalatemräume leichter, wenn schon einige Erfahrungen mit dem Erfahrbaren Atem gesammelt wurden und das Empfindungsbewusstsein für Atembewegungen im Leib bereits gewachsen ist.
Später ist es möglich, mit verschiedenartigen Kombinationen von Vokalen und Konsonanten im Körper regelrecht wie auf einem Instrument zu spielen. So können bestimmte Laute oder Worte entsprechende Atembewegungen im Leib erzeugen, wodurch und mit denen sich wiederum spezielle Stimmungen ergeben. Wenn die Atemräume und damit der gesamte Leib in dieser Weise atem- und empfindungsbewusst geworden sind, gewinnen Sprechen und Singen außerordentlich an Ausdruckskraft.
Die den Atem betreffenden Gesetzmäßigkeiten der Vokalatemraumarbeit sind für jeden Menschen gültig. Diese Arbeit mag Ähnlichkeiten zu anderen Arten des Umgangs mit Vokalen – wie etwa dem Tönen von Mantras – haben, doch kann sie mit keiner dieser Methoden verglichen werden, da es hier immer um die reine Atembewegung im Leib geht.

Druckpunkte

Die Druckpunktarbeit wurde in den 1930er-Jahren von Ilse Middendorf forschend entdeckt und entwickelt. Hier werden verschiedene Punkte an den Fingern leicht gedrückt, wodurch reflexartig ein entsprechender begrenzter Raum des Leibes mit verstärkter Atembewegung reagiert. Die ausführliche Beschreibung folgt in Teil 2 in den Kapiteln »Die Arbeit mit den Druckpunkten« und »Anwendung und Wirkung der Druckpunkte an den

Fingerkuppen«. Zur Druckpunktarbeit gehören mit der gleichen atemanregenden Wirkung auch Druckpunkte an den Füßen und im Gesicht, die in den Kapiteln »Wirkungen der Druckpunkte an den Füßen« und »Druckpunkte im Gesicht und deren salutogenetische Wirkung auf die Kopfräume« beschrieben werden. Weiterführende Arbeiten mit Händen inklusive Fingerkuppen sowie der Nase folgen dann im Kapitel »Übungen für die Nasenmuscheln« und »Weiterführende Übungen mit Händen und Fingerkuppen«.

Bewegungen aus dem Atem

Sie bilden die höchste Stufe im Erfahrbaren Atem. Wenn unser Empfindungsbewusstsein für Atembewegungen im Leib gewachsen ist, können wir wahrnehmen, wie sich allmählich in unseren verschiedenen Körperräumen Atemkraft aufbaut.

Diese Kraft möchte in unterschiedliche Richtungen fließen: nach oben in den aufsteigenden Atem, nach unten in den absteigenden Atem oder nach außen und/oder innen in den horizontalen Atem.

Diese Richtungen entstehen schöpferisch aus sich selbst heraus und führen uns in Gesten und Bewegungen, die in ihrer physio-psychischen Wirkung tief und bedeutungsvoll sind. Wir nehmen in der Bewegung aus dem Atem wahr, welche Empfindungen und Gefühle zum Ausdruck kommen möchten. So erlangen wir uns vorher nicht bewusste Erkenntnisse bis hin zu spirituellen Erfahrungen und erleben immer wieder neu Wandlung. Die Arbeit mit Bewegungen aus dem Atem ist unerschöpflich, höchst beglückend und vermag uns ein Leben lang zu führen und zu begleiten. Unser Lehrer dafür ist der eigene Atem.

Druckpunkte und ihre Wirkung auf unsere Atembewegung

DAS PRINZIP DER DRUCKPUNKTARBEIT

Bei der Druckpunktarbeit drücken wir sanft verschiedene Punkte an Fingern, Füßen oder im Gesicht, was eine reflexartig verstärkte Ein- und Ausatmung in speziell begrenzten Körperräumen bewirkt. Im Laufe des Erarbeitens empfinden wir den betreffenden Raum über Atem und Sammlung immer deutlicher. Die Atembewegung wird zunehmend kräftig und es bildet sich eine zentrale Atemkraft. Diese Gesetzmäßigkeiten gelten für jeden Menschen.

Mit der Zeit nehmen wir unsere unterschiedlichen Atemräume immer zügiger und besser wahr und es entwickelt sich ein ganzheitliches Empfindungsbewusstsein für unseren Leib. In dieser Weise können wir uns die physio-psychischen Wirkungen sofort nutzbar machen, wo oder wie wir sie benötigen. Besonders viel Freude bereitet es, wenn wir durch Druck verschiedener Punkte nacheinander oder gleichzeitig mehrere Atemräume miteinander verbinden.

Wichtig ist hierbei gemäß der Grundprinzipien des Erfahrbaren Atems, dass wir uns nicht etwa vorstellen, wie und wo die Wirkung einzusetzen hat, sondern dass wir den Atem frei fließen und uns sozusagen vom Ergebnis überraschen lassen.

So können beruhigende oder anregende Wirkungen entstehen, der Druck kann uns zu innerer Sammlung führen und Extraversion oder Introversion verstärken. Er kann Ängste mindern und Panikattacken eindämmen, uns in tiefen Schlaf führen und sehr viel mehr. Und das sogar mitten im stärksten Trubel oder auf engstem Raum. In Flugzeug, Bahn, Bus, im Büro oder an welchem Ort wir uns gerade befinden, können wir uns über die Druckpunkte nahezu unbemerkt aktivieren oder beruhigen. Ilse Midden-

dorf: »*Damit haben wir Zugang zu unseren unbewussten und bewussten Kräften.*« (6)
Beobachten Sie einmal Politiker, Schauspieler oder ganz einfach Ihre Mitmenschen: Sie werden bemerken, dass viele von ihnen unbewusst Druckpunkte einsetzen, ohne um deren Wirkung zu wissen. Denken wir an die weltweit bekannte Finger-Raute von Angela Merkel.

UNTERSCHEIDUNG ZU ANDEREN METHODEN

Wie oben ausgeführt, ist die Druckpunktarbeit von Ilse Middendorf entwickelt worden und sie bezieht sich in ihrer Wirkung einzig und allein auf die Aktivierung der Atembewegung in verschiedenen Bereichen des Leibes. So können diese erfahrungswissenschaftlich gefundenen Gesetzmäßigkeiten auch nicht mit denen anderer Methoden wie etwa der Arbeit mit Meridianen oder Mudras verglichen oder mit diesen kombiniert werden. Hier und da entsprechen sich lediglich Auswirkungen im oberen, mittleren oder unteren Körperraum, wie sie etwa durch die Fuß- und Handreflexzonenarbeit ausgelöst werden. Doch beim Erfahrbaren Atem steht immer die Wirkung des Drucks auf die natürliche Atembewegung im Mittelpunkt.
Im folgenden Kapitel geht es um die Bedeutung von Händen und Finger(kuppen), Füßen und Fußsohlen sowie Gesicht mit Mund, Lippen und Zunge von der Anatomie, Physiologie und Psychologie aus betrachtet. Wir betrachten also die anatomischen und physiologischen Grundlagen einer Druckpunktarbeit und das Zusammenspiel zwischen Körper und Psyche.

DIE SENSIBILITÄT IN DEN FINGERKUPPEN: DER TASTSINN

Machen wir uns einmal bewusst, dass wir unsere Umwelt buchstäblich begreifen, erfassen oder auch ertasten. So entwickeln sich beim Fötus zuerst

Hände und Fingerkuppen und erst danach die Arme. Die Händchen bewegen sich fast ständig und auch der Tastsinn wird vor allen anderen Funktionen aktiviert: So lernt der Fötus zu greifen oder am Daumen zu lutschen.
Viele Untersuchungen belegen, dass sich Neugeborene besser entwickeln und gesundheitlich stabiler sind, wenn sie liebevoll mit Händen berührt werden und häufigen und intensiven Hautkontakt erleben. Hierdurch werden Hormone ausgeschüttet, der Säugling fühlt sich wohl und es entwickelt sich eine nachhaltige Bindungsfähigkeit.
Babys möchten ihre Welt gern ertasten und »er-spüren«. Physiologisch gesehen werden dabei über die Rezeptoren der Sinneszellen in ihrer Haut die Reize von außen als elektrische Impulse an das Rückenmark weitergeleitet, welches wiederum dem Gehirn signalisiert, dass ein Reiz verarbeitet werden möchte. Über diese Reize wird für das kleine Wesen die Umwelt »begreifbar«.

Hierzu eine bemerkenswerte Erläuterung des großartigen Pädagogen und Künstlers Hugo Kükelhaus (1900–1984), der unter anderem Embryologie und Sinologie studierte. Ich besuchte einmal einen seiner Vorträge, innerhalb dessen er davon sprach, dass die Fingerkuppen beim Fötus aus der Gehirnsubstanz heraus entstehen würden. Sein Lebenswerk war das »Erfahrungsfeld zur Entfaltung der Sinne« und es lohnt, sich mit seinem Schriften und dem, was er zur Entstehung und Funktion unserer Sinne zu sagen hat, näher zu befassen. (7)

Auch die Sinneserfahrungen über Mund, Lippen und Zunge spielen eine wichtige Rolle. Sobald das Baby greifen kann, steckt es alle erreichbaren Gegenstände in den Mund, in welchem sie mit Zunge und Lippen genau untersucht werden.
Die höchste Rezeptorendichte befindet sich tatsächlich in den Fingerkuppen, in den Lippen, in unserer Zunge sowie in den erogenen Zonen. Diese Rezeptoren wiederum sind jeweils auf verschiedenartige Informationen

wie Temperatur, Druck oder Schmerz spezialisiert. Bezogen auf unsere Fingerkuppen hat man festgestellt, dass wir sogar winzigste Erhebungen von 0,006 Millimetern erspüren können! Denken wir an blinde Menschen, die fähig sind, mithilfe ihrer Fingerkuppen die Brailleschrift zu lesen. (8) Bei ihnen vergrößert sich durch dieses Training in der Großhirnrinde das dafür zuständige Areal. Ich kann mir vorstellen, dass das auch auf alle Menschen zutrifft, die intensiv mit ihren Fingerkuppen arbeiten, wie etwa Chirurgen oder Pianisten. Hier inbegriffen sind in meinen Augen auch generell alle, die in gesundheitlich orientierten Berufen häufig und bewusst mit ihren Händen und Fingerkuppen arbeiten sowie zudem empfindungsbewusst wie Atemtherapeuten und -therapeutinnen.

Für unser Thema der Druckpunktarbeit sind speziell die Druckrezeptoren interessant. So wurden bereits 1875 von dem Göttinger Anatom Friedrich Merkel spezielle Sinneszellen, die nach ihm benannten Merkel-Zellen entdeckt, die vor allem in der Haut der Fingerspitzen, Handflächen und Fußsohlen sowie in den Lidern und Genitalien liegen. Sie haben einen Durchmesser von 0,01 Millimetern und reagieren auf eine anhaltende Berührung und damit auch auf die Stärke eines Drucks. (9)

HÄNDE, FÜSSE, GESICHT, HALTUNG UND INDIVIDUELLE KÖRPERSPRACHE

Unsere Körpersprache entwickelt sich während des Heranwachsens. Neben weiteren Parametern wie Sprache und Blickkontakt imitieren wir Körperhaltung, Mimik und Gestik von Eltern, Erziehern oder Spielkameraden. Später schaffen wir uns Vorbilder aus der Peergroup, ahmen Popstars, Kinohelden oder weitere Prominente aus dem Medienbusiness nach. Gleichermaßen prägen all diese Einflüsse auch unser emotionales Erleben.

Im Laufe unseres Lebens entwickeln wir auf diese Weise eine individuelle Körpersprache, die durch unsere Lebenserfahrungen, eine zunehmend gefestigte Lebenseinstellung und allen damit verbundenen Gewohnheiten geprägt ist. Hat jemand beispielsweise viele Misserfolge erlitten, so wird sich das auch unter anderem in seiner Körperhaltung, Mimik und Gestik sowie auch in seiner inneren Haltung und Einstellung widerspiegeln.

Insofern können wir auch nicht von »falscher Haltung« oder »Fehlhaltung« sprechen.

Hierzu ein weiteres Beispiel: Wenn ein Kind häufig geschlagen wird, so zieht es ängstlich seinen Kopf ein. Als Erwachsener behält es diese Schutzhaltung unbewusst und gewohnheitsmäßig bei. Über den Erfahrbaren Atem kann sich ein Mensch einer solchen Haltung und aller damit verbundenen körpersprachlichen Auswirkungen bewusst werden. Gleichermaßen fühlt er sich allmählich selbstbewusster und selbstsicherer und es stellt sich sozusagen von selbst eine aufrechte und auch physiologisch bessere Haltung ein. Auch die Gestik der Hände und Arme wird freier, selbstbestimmter und ausdrucksvoller.

Durch die Arbeit mit den Druckpunkten der Fingerkuppen spüren wir uns selbst in unseren Händen besser. Ob sie nun in Bewegung sind, formend unsere Worte unterstützen oder einfach nur auf einer Tischplatte ruhen: Unsere Finger, Hände und Arme sprechen immer und vermitteln neben Körperhaltung, Gesichtsausdruck und Stimmklang bewusst oder unbewusst wertvolle Informationen. Ein Händedruck kann uns erste potenzielle Informationen über die Persönlichkeit des Gegenübers vermitteln.

Gleichermaßen lernen wir über die Arbeit mit den Druckpunkten der Füße und des Gesichts, uns selbst in diesen Körperbereichen deutlicher zu empfinden. So vermittelt uns eine gesteigerte Wahrnehmung unserer Füße einen guten Bodenkontakt, der sich körpersprachlich im wahrsten Sinne des Wortes als »Standpunkt« ausdrückt. Und die Arbeit mit den Druckpunkten des Gesichts ermöglicht neben heilenden Wirkungen in den Kopfraum hinein eine ausdrucksvollere Mimik und einen angstfreien und tiefer reichenden Blickkontakt.

Teil 2:
Den heilsamen Atem erfahren und anwenden

Die Arbeit mit den Druckpunkten

OPTIMALE SITZHALTUNG UND FLEXIBLER STAND

Die optimale Sitzhaltung

Wählen Sie eine harte, ebene Sitzgelegenheit wie etwa einen Küchenstuhl. Sitzen Sie so weit wie möglich vorn an der Kante, die Füße beckenbreit aufgestellt. Achten Sie darauf, dass Ihre Oberschenkel parallel zum Boden sind. Falls das nicht der Fall ist, gleichen Sie die Sitzhöhe mithilfe einer gefalteten Decke aus. Es muss sich stimmig anfühlen; manch Übender möchte mit dem Becken eine Spur höher sitzen. Abträglich ist es jedoch, wenn die Knie höher als Sitzknochen und Becken stehen, weil dann der Rumpf zwangsläufig in eine ungünstige Ausgleichshaltung gerät. Ober- und Unterschenkel positionieren Sie ungefähr in einem rechten Winkel, so wie es sich gut anfühlt. Ihre Füße sollten mit nach vorn gerichteten Fußspitzen einen guten Bodenkontakt herstellen.

Finden Sie den »höchsten Punkt« auf Ihren Sitzknochen, indem Sie auf ihnen einige Male in die Extreme »Hohlkreuz« und »Rundrücken« rollen. So entsteht eine optimale Aufrichtung zwischen Sitzknochen und Scheitelpunkt. Stellen Sie sich zusätzlich vor, dass auf Ihrer Schädelmitte ein Faden angebracht ist, an dem Sie sich selber sanft nach oben ziehen – oder probieren Sie das tatsächlich mit ein paar Härchen. Lassen Sie Ihre Hände gelöst auf Ihren Oberschenkeln ruhen und Ihren Atem immer gut fließen.

Dieser Sitz ist anatomisch-physiologisch der beste und ermöglicht Ihnen eine optimale Aufrichtung mit freier Atembewegung.

Wenn Sie in kyphotischer Rückenkrümmung, also »krumm«, oder mit einer lordotisch gekrümmten Wirbelsäule, landläufig dem »Hohlkreuz«, sitzen,

fließt Ihre Atembewegung nicht durchlässig, sodass Sie Ihre Körperräume nicht umfassend spüren können.
Im Üben mit dem Erfahrbaren Atem wird dieses aufrechte Sitzen immer müheloser und selbstverständlicher, da mit der Zeit die Aufrichtung vom Atem getragen wird. Die Aufrichtung über den Sitzknochen ist entscheidend, ebenso wie das Sitzen vorn an der Stuhlkante, das ein freies Spiel der Beine ermöglicht. Diese Sitzhaltung sollte grundsätzlich beim Üben und auch sonst im Leben (!) eingenommen werden, da sie die Voraussetzung dafür bietet, dass Sie die Wirkungen der Übungen gut wahrnehmen können.
Häufig wird von Physiotherapeuten empfohlen, von den Knien aus zum Becken hin erhöht zu sitzen. Solch eine Lagerung führt jedoch dazu, dass, wie oben dargestellt, die Lordose im unteren Rücken verstärkt wird, was wiederum die Halswirbelsäulenlordose intensiviert. Bandscheibenvorfälle bis hin zu nervlichen Dysfunktionen wie Ischiasbeschwerden et cetera können die Folge sein.
Da wir normalerweise im aufrechten Sitzen nicht geschult sind, können Sie zunächst im Alltag bei Ermüdungserscheinungen auf einem Stuhl mit flacher Sitzfläche und Rückenlehne mit Ihrem Kreuzbein so weit nach hinten rutschen, bis Sie der Kontakt zur Lehne in eine aufrechte Position bringt. Das ist die einzige Stütze im Rücken, die Sie tatsächlich benötigen!

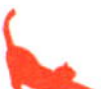

Der flexible Stand

Nach einiger Übung können Sie mit den Druckpunkten auch im Stehen arbeiten. Stellen Sie sich in Beckenbreite mit leicht gebeugten Knien und mit möglichst nach vorn ausgerichteten Fußspitzen aufrecht hin. Verteilen Sie Ihr Gewicht vorwiegend über Ihre Großzehballen und jeweils den zweiten und dritten Zehe.
Mit einiger Übung funktioniert die Druckpunktarbeit sogar beim Gehen. Die Übungsweise ist ausnahmslos für jeden geeignet. Vor allem ältere, bettlägerige oder auch Menschen mit leichten oder stärkeren Behinderun-

gen oder Beeinträchtigungen profitieren davon. Die Druckpunkte können auch im Liegen angewendet werden.

VORBEREITUNG UND NACHBEREITUNG: DEHNEN UND NACHSPÜREN

Um die Wirkung optimal erarbeiten und wahrnehmen zu können, ist es sinnvoll, dass Ihre Atembewegung so weit wie irgend möglich durch Ihren gesamten Körper fließen kann, damit Sie sich gut gesammelt einstimmen können. Hier hilft das Dehnen des gesamten Leibes.

Dehnen des gesamten Leibes

Dehnen Sie sich – zunächst im Sitzen – so spontan wie eine Katze oder ein Hund bis in Ihre Hände und Fingerspitzen, Ihre Füße, Fußspitzen, Ihren Rücken und Nacken hinein. Achten Sie darauf, dass es kein starres Recken oder Strecken wird, weil das den Atemfluss stocken lässt. Beim Dehnen bleibt hingegen alles Gedehnte gut durchblutet und durchlässig. Immer wenn Sie Ihren gedehnten Arm, Rücken oder Ihr gedehntes Bein wieder loslassen, flüstern Sie ohne Anstrengung ein entlastendes »Hu«. Gähnen, seufzen und stöhnen Sie nach Herzenslust, denn das sind natürliche Erholungsreflexe und verhelfen zu einem nachfolgenden tieferen Einatmen. Dehnen Sie sich ebenso im Stehen. Auch im Liegen ist das Dehnen möglich und besonders angenehm, um sich sowohl morgens bereits im Bett auf den Tag einzustimmen als auch abends unverkrampft in den Schlaf fallen zu können. Dehnen Sie so lange, wie Sie möchten beziehungsweise bis Sie sich »sattgedehnt« haben.

Nebenbei gesagt ist das Dehnen ein wahres Zaubermittel. Ob bereits frühmorgens im Bett, tagsüber vor oder nach einem anstrengenden Gespräch, einer langen Schreibarbeit oder abends vor dem Einschlafen – immer hilft es Ihnen, unbewusst angesammelte Anspannungen und Verkrampfungen loszulassen.

Vielfach verschwinden sogar Ärger oder Unwohlsein, denn Sie fühlen sich dabei und danach ja wieder »wohl in Ihrer Haut«. Zum Einüben reicht es, wenn Sie sich dreimal täglich dehnen: morgens und abends im Bett und mittags vor oder nach dem Essen. Mit der Zeit wird Ihr Organismus ganz von selbst nach dem Dehnen verlangen und Sie ertappen sich regelrecht dabei. Probieren Sie es einfach einmal aus!

Das Nachspüren

Nach jeglicher Übung – also auch nach dem Dehnen oder der Arbeit mit den Druckpunkten – ist das Nachspüren besonders wichtig, da Sie erst in der Ruhe wahrnehmen können, ob und was sich verändert hat. So legen Sie nach dem Dehnen im Sitzen oder Stehen beide Hände aufeinander auf Ihre Körpermitte, etwa im Magenbereich, so dass die Seite Ihres kleinen Fingers gerade noch den Nabel berührt. Alternativ können Sie auch eine Hand auf Ihre Mitte und die andere darunter auf Ihren Bauch legen. Nehmen Sie wahr, wie Ihre Atembewegung leichter und voller strömt und Ihre Körperwände angenehm weitet? Konnten Sie Anspannungen loslassen? Hat sich Ihre Stimmung gewandelt?

Normalerweise können Sie eine verstärke Atembewegung spüren und/oder auch deren Auswirkungen wie Wärme, Weite oder Kribbeln. Manche Menschen haben bildhafte Wahrnehmungen oder sehen Ihre Körperräume farbig. Weiterhin können Sie sich ruhiger oder wacher fühlen, zentrierter, unternehmungslustiger und vieles andere mehr.

Nach der Arbeit mit den Druckpunkten lassen Sie Ihre Hände zum Nachspüren locker oder auch mit nach oben geöffneten Handschalen auf Ihren Oberschenkeln ruhen, um unbeeinflusst von weiteren Berührungen die Wirkung wahrnehmen zu können.

Generell ist es immer empfehlenswert, sowohl während einer Übung als auch beim Nachspüren Ihre Augen zu schließen, weil Sie dann die Wirkung einer Übung wie etwa die damit verbundene Atembewegung im Leib feiner erspüren können, ohne von visuellen Eindrücken abgelenkt zu sein.

Ebenso wichtig ist es, dass Sie sich nach der Übung und dem Nachspüren ausreichend ausruhen. Das mag Ihnen vielleicht zunächst nicht plausibel vorkommen, doch da die Übungen tief ins Unbewusste hineinwirken, ist es wichtig, dass Sie zwischendurch – auch muskulär – einfach einmal alles loslassen. Hierfür eignen sich zwei Ruhepositionen.

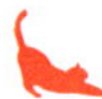

Der Kutschersitz

Stellen Sie Ihre Füße etwas breiter als in Beckenbreite auf. Nun lassen Sie Ihre Unterarme mit den Ellenbogen nach außen dicht vor Ihren Knien locker auf Ihren Oberschenkeln ruhen. Oberkörper und Rücken sind nach vorn gebeugt und hängen locker über Ihren Oberschenkeln. Durch diese Haltung wird Ihr Rücken leicht gedehnt und gleichzeitig entlastet. Ihren Kopf und Hals lassen Sie locker nach vorne unten hängen.

Der Schaukelsitz

Falten Sie die Hände um ein Knie, beugen Sie sich mit gestreckten Armen sanft in Ihren gerundeten Rücken hinein. Sie können auch über Ihre Sitzknochen nach vorn und hinten schaukeln und Seiten wechseln.

DURCHFÜHRUNG

Die Durchführung ist denkbar einfach und bereitet Ihnen – einmal erarbeitet – sicher viel Freude, weil Sie wie auf einer Klaviatur die verschiedenen Körperräume und die damit verbundenen wohltuenden Wirkungen spielerisch erreichen können.

Wichtig ist es allerdings, dass Sie sich zum Erlernen eine möglichst ruhige, störungsfreie Umgebung schaffen, denn unser Atem verändert sich bereits durch das geringste Geräusch. Auch stark wechselnde Lichteinwirkungen oder haptische Eindrücke wie etwa einen Luftzug sollten Sie vermeiden. Wählen Sie deshalb lieber zum Üben einen geschlossenen Raum.

Probieren Sie doch gleich einmal die Druckpunktarbeit mit Ihren Mittelfingerkuppen aus.

Die Druckpunktarbeit mit Ihren Mittelfingerkuppen

Drücken Sie dazu beide Mittelfingerkuppen – nicht die Fingerspitzen! – zart aufeinander. Da bei jedem Menschen die Fingerkuppen dicker oder dünner, größer oder kleiner ausgeprägt sind, sollte es das »Kissen« im oberen Fingerglied sein, sodass der Winkel der Finger zueinander mehr oder weniger stark ausfällt. Bei manchen Menschen kann das »Kissen« sogar den Hauptteil des ersten Fingergliedes einnehmen.

Der Druck sollte sanft, doch deutlich sein. Wenn er zu stark ist, spannen sich die Muskeln bis in Ihre Arme und Schultern an und Sie spüren womöglich ein Pulsieren in Ihren Fingerkuppen. Ist der Druck zu gering, reicht das nicht aus, um die Atembewegung im entsprechenden Raum anzuregen.

Die anderen Finger »*stecken Sie so weg*« (Ilse Middendorf), dass sie sich nicht berühren oder zumindest deren Fingerkuppen nicht in Kontakt mit anderen Bereichen Ihrer Hände kommen. Ihre Hände können Sie dabei vor Ihre Körpermitte halten oder auch in Ihren Schoß legen.

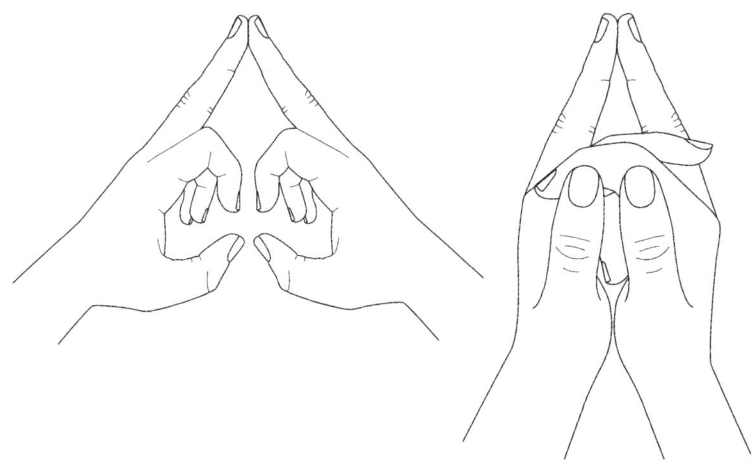

Anmerkung: Falls Sie sehr lange Finger haben und/oder Ihre Fingerbeeren fast das ganze obere Fingerglied einnehmen, ist es sinnvoll, in einem spitzeren Winkel zu arbeiten und die restlichen Finger so einzufalten, dass die Fingerkuppen frei bleiben und nicht in Berührung mit anderen Teilen der Hände kommen.

Nun lassen Sie Ihren Atem wie immer von selber kommen und gehen und halten den Druck über circa fünf bis sieben Atemzüge aufrecht. Schließen Sie dabei Ihre Augen, um ohne Ablenkung besser spüren zu können. Eventuell nehmen Sie bereits eine verstärkte Atembewegung in einer entsprechenden Körperregion wahr. Spüren Sie nach und wiederholen Sie das Ganze nach einer kleinen Pause. Im nächsten Kapitel erfahren Sie, welcher Raum im Leib mit stärkerer Atembewegung versorgt wird.
Üben Sie tagsüber so oft wie möglich – dreimal täglich wäre ideal, aber wichtig ist es vor allem, dass Sie überhaupt üben! Und seien Sie nicht frustriert, wenn sich zunächst keine Wirkung zeigt oder Sie ganz woanders einen Raum spüren als den erfahrungswissenschaftlich gesetzmäßigen. Die Wirkung tritt mit Sicherheit früher oder später ein.

Wichtig: Machen Sie sich bitte selber nichts vor, indem Sie sich suggestiv vorstellen, wie die Atembewegung in den betreffenden Raum fließt, sondern vertrauen Sie Ihrer eigenen natürlichen Atembewegung! Normalerweise benötigen Sie sechs bis acht Wochen, bis Sie sogar in betriebsamer Umgebung ein eindeutiges Ergebnis wahrnehmen können. Bleiben Sie dran!

Wenn Sie die Wirkung zuverlässig spüren gelernt haben, reicht es sogar, mit einer oder mehreren Fingerkuppen einer Hand zu arbeiten und diese auf Ihren Oberschenkel oder eine Fläche wie eine Tischplatte oder Armlehne zu drücken. Das hat zudem den Vorteil, dass es normalerweise in der Öffentlichkeit überhaupt nicht auffällt.

WIRKUNGSWEISEN

So wie bereits im Kapitel »Zentrale Begriffe und ihre Bedeutung« unter dem Abschnitt »Übung und Wirkung« beschrieben, kann – je nach Übung – die Wirkung von Atemübungen des Erfahrbaren Atems bei jedem Menschen individuell unterschiedlich ausfallen. Wenn es allerdings um Gesetzmäßigkeiten wie bei den Druckpunkten oder auch Vokalatemräumen geht, treten diese nach einiger Übung bei jedem Menschen in der gleichen Auswirkung auf. Allerdings gibt es auch hier individuelle Unterschiede. So kann die Empfindung mehr oder weniger stark sein oder sich unterschiedlich ausbreiten. Vor allem die psychische Wirkung kann in den feineren Differenzierungen sehr verschieden ausfallen.

So werden in den nachfolgenden Kapiteln immer »nur« die allgemeinen physischen und psychischen Wirkungen beschrieben, die grundsätzlich auftreten.

Anwendung und Wirkung der Druckpunkte an den Fingerkuppen

DIE FINGERKUPPEN DER RINGFINGER UND KLEINEN FINGER: DER UNTERE RAUM

Legen Sie Ihre Fingerkuppen vom rechten und linken Ringfinger und von Ihren beiden kleinen Fingern wie oben im Kapitel »Die Durchführung« beschrieben mit sanftem Druck aneinander. Die anderen Finger »stecken Sie weg« beziehungsweise falten Sie so ein, dass deren Fingerkuppen nicht in Kontakt mit anderen Bereichen Ihrer Hände kommen.

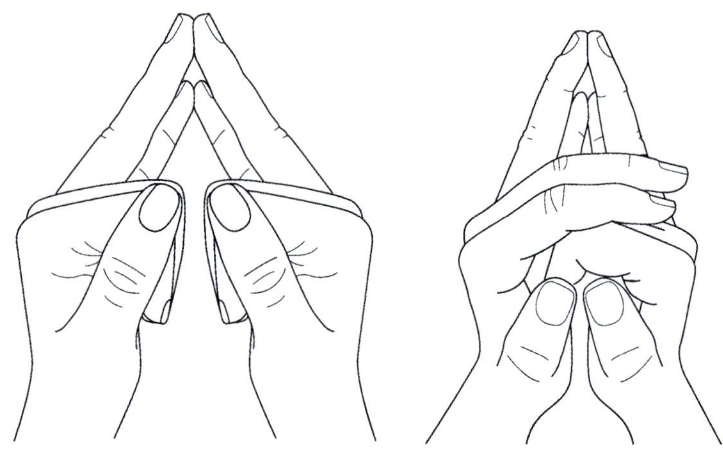

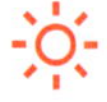

Einmal erarbeitet, verhelfen Ihnen diese Druckpunkte sowohl dazu, Ihren Bauch- und Beckenraum in Ihrem unteren Raum besser wahrzunehmen, als auch, Stresssituationen gut zu bewältigen. Alle Körperwände, Muskeln und Organe vom Nabel bis hinunter zum Beckenboden erfahren durch die gesteigerte Atembewegung Belebung, Lösung oder Beruhigung. So können beispielsweise auch Schmerzen im Bauch- und Beckenbereich gelindert werden.

Außerdem lösen sich Anspannungen in Ihrem gesamten Körper, was in Situationen helfen kann, in denen Sie gelassener und ruhiger werden möchten. Unauffällig – zum Beispiel mit in den Schoß gelegten Händen – kann diese Übung auch vom Gegenüber völlig unbemerkt während eines Gespräches angewendet werden. Auch zum Ein- und Durchschlafen hilft sie ganz wunderbar.
Erinnern wir uns an das in der Einleitung geschilderte Beispiel eines Besuchs beim Zahnarzt: Denn hier liegt die Zauberformel in diesen beiden Fingerkuppen. Da es heutzutage üblich ist, dass Sie als PatientIn eher liegen als sitzen, ist es hier angenehmer, wenn Sie Ihre Fingerkuppen rechts und links auf Ihre Oberschenkel drücken als aufeinander, da die Muskeln Ihrer Arme dann gelöster sind.
Die Fingerkuppen der kleinen Finger und Ringfinger können Sie auch länger als sieben Atemzüge drücken – Sie werden höchstens müde oder schlafen dabei ein, wobei das vielleicht nicht gerade auf dem Zahnarztstuhl passieren sollte (obwohl ich selbst immer wieder erlebe, dass ich damit in einen tranceartigen meditativen Halbschlaf sinke).

Probieren Sie auch einmal aus, nur die beiden Fingerkuppen Ihrer kleinen Finger zu drücken. Ihre Atembewegung wird verstärkt in Ihr kleines Becken strömen. Drücken Sie Ihre beiden Ringfingerkuppen, wird Ihr großes Becken belebt und die Wahrnehmung kann bis unterhalb oder sogar bis zum Nabel reichen.

DIE FINGERKUPPEN VOM DAUMEN UND ZEIGEFINGER: DER OBERE RAUM

Legen Sie Ihre Fingerkuppen vom rechten und linken Daumen und Zeigefinger mit sanftem Druck aneinander. Die anderen Finger »stecken Sie weg« beziehungsweise falten Sie so ein, dass deren Fingerkuppen nicht in Kontakt mit anderen Bereichen Ihrer Hände kommen.

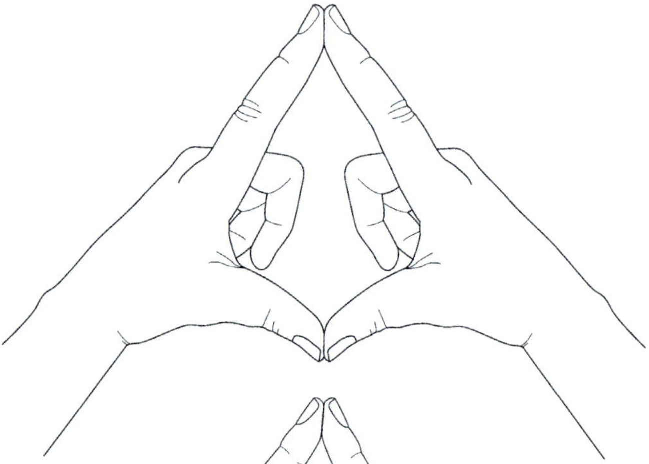

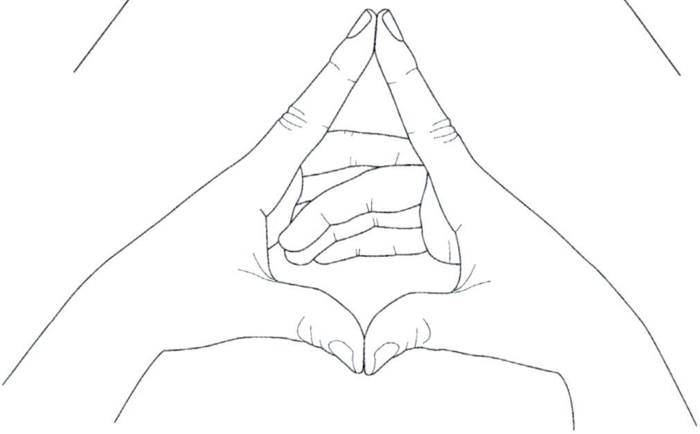

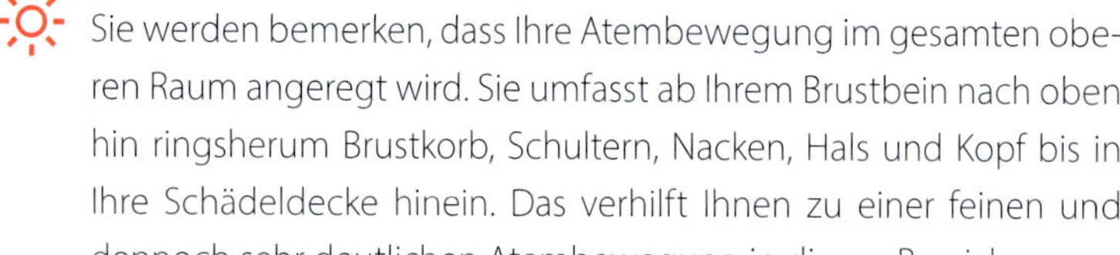

Sie werden bemerken, dass Ihre Atembewegung im gesamten oberen Raum angeregt wird. Sie umfasst ab Ihrem Brustbein nach oben hin ringsherum Brustkorb, Schultern, Nacken, Hals und Kopf bis in Ihre Schädeldecke hinein. Das verhilft Ihnen zu einer feinen und dennoch sehr deutlichen Atembewegung in diesen Bereichen.

Es vertreibt alle Müdigkeit, macht frisch und munter und hilft Ihnen beispielsweise, in langen Besprechungen oder auch im Kino wach, aufmerksam und konzentriert zu bleiben und auch den Film bis zum Ende zu sehen!

Drücken Sie allein die Fingerkuppen Ihrer Zeigefinger aufeinander, so reagieren dementsprechend die eben genannten Atemräume, doch nur bis zum Ansatz Ihres Kopfes. Drücken Sie Ihre Daumenkuppen, stellt sich eine interessante Wirkung ein: Es aktiviert nicht nur Ihren Kopf mit Hinterhaupt und Hals bis in Ihre Schädeldecke hinein, sondern Ihre Atembewegung fließt in Ihr Rückgrat bis hinunter in Ihr Kreuzbein.

Beim Arbeiten mit Ihren Daumen- und Zeigefingerkuppen – sowohl zusammen als auch einzeln – rate ich Ihnen, besonders anfangs die Übungsspanne von fünf bis sieben Atemzügen einzuhalten beziehungsweise nicht zu lange zu üben. Die Wirkung einer verstärkten Atembewegung im oberen Raum kann sich dann nämlich in unangenehmen Wahrnehmungen zeigen wie Schwindel, Kopfdruck, starkem Herzklopfen oder Ähnlichem.

KLEINE FINGER UND RINGFINGER SOWIE DAUMEN UND ZEIGEFINGER IM WECHSEL

Sie haben nun die Arbeit mit Ihren kleinen Fingern und Ringfingern sowie Daumen und Zeigefingern ausprobiert und eventuell schon einige Wirkungen gespürt. Besonders deutlich können Sie die Unterschiede wahrnehmen, wenn Sie beides im Wechsel ausführen. Deshalb eignet sich diese Arbeitsweise sehr gut dafür, Ihre ersten Erfahrungen mit der Druckpunktarbeit zu machen. So wird es Ihnen leichter fallen, eine verstärkte Atembewegung oder auch deren Auswirkung jeweils in den beiden Extremen »oberer und unterer Raum« wahrnehmen zu können.
Hierbei drücken Sie einfach in der oben beschriebenen Weise abwech-

selnd Daumen und Zeigefingerkuppen und nach einem kurzen Nachspüren die Fingerkuppen der kleinen Finger und Ringfinger und wiederholen das Ganze mehrmals.

DIE FINGERKUPPEN DER MITTELFINGER: DER MITTLERE RAUM

Wie Sie bereits oben unter »Die Durchführung« die Druckpunktarbeit mit Ihren Mittelfingerkuppen ausprobiert haben, legen Sie Ihre Fingerkuppen des rechten und linken Mittelfingers mit leichtem Druck aneinander.

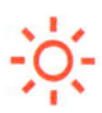

Nun füllt Ihre Atembewegung Ihre Körpermitte – Ihr mittlerer Raum wird aktiviert. Nur noch einmal zur Erinnerung: Der mittlere Raum umschließt vom Nabel bis zum Brustbein Ihre gesamte Rumpfmuskulatur inklusive Zwerchfell und Rückenmuskulatur und die Rippenpaare von der 7. bis 12. Rippe. Außerdem werden alle hier liegenden Organe des mittleren Raumes erfasst: Herz, Milz, Leber und Gallenblase sowie Magen, Bauchspeicheldrüse, Zwölffingerdarm und Nieren.

So wird die Durchblutung aller hier liegenden Organe und Muskulaturen gesteigert, was deren jeweilige Funktion stärkt. Der Druck der Mittelfingerkuppe kann Ihnen dabei helfen, sich bei heftigem Herzklopfen, etwa verursacht durch aufregende Ereignisse, wieder zu beruhigen. Wir haben immer wieder die Erfahrung gemacht, dass er sogar die Produktion Ihrer Magensäure beeinflussen kann, denn interessanterweise wird durch diesen Druck je nach Bedarf mehr oder weniger Magensäure produziert. Hier zeigt sich wieder die wunderbare Intelligenz unseres Körpers.
Da über die Mittelfingerkuppen auch Sie selbst als Persönlichkeit mit allen Ihren Befindlichkeiten angesprochen werden, verhilft Ihnen dieser Druckpunkt dazu, in Ihre »Mitte« zu kommen und bei sich selbst zu bleiben. Das gilt besonders für Situationen, in denen Sie sich von eigenen Ansprüchen

oder denen anderer überfordert fühlen, doch in ausgeglichener Balance bleiben möchten.
Wenn Sie die Wirkung der Mittelfingerkuppen zuverlässig erfahren haben, können Sie damit auch länger als sieben Atemzüge arbeiten.

VARIANTEN MIT MEHREREN FINGERKUPPEN

Alle Fingerkuppen
Wenn Sie alle Fingerkuppen Ihrer beiden Hände drücken, werden dementsprechend alle drei Körperräume, der obere, der mittlere und der untere Raum, angesprochen. Demzufolge führt diese Arbeitsweise dazu, dass sich Ihre Atembewegung insgesamt in Ihrem Körper verstärkt. Sie hilft Ihnen, sich sozusagen »mit allen Fasern Ihres Leibes« gut gesammelt und mit Kraft erfüllt besser zu konzentrieren. Beobachten Sie einmal geübte Redner und Rednerinnen: Bei vielen von ihnen nehmen die Hände von selbst diese Handhaltung ein, ohne dass ihnen das bewusst wäre. Und besonders dann, wenn diese ihre Botschaft nachdrücklich dem Publikum hinüberbringen möchten, stellt sich dabei oft eine Auf- und Abbewegung der Hände ein.

Beliebige weitere Varianten
Ob Sie im Wartezimmer sitzen oder im Bus: Es wird Ihnen nie wieder langweilig! Erkunden Sie einfach spielerisch Ihre Körperräume über verschiedene Varianten mit Ihren Fingerkuppen.
So können Sie nacheinander jede Fingerkuppe oder auch jeweils zwei, drei oder vier unterschiedliche Fingerkuppen gleichzeitig drücken. Und jedes Mal wird die Wirkung unterschiedlich, aber stets heilsam ausfallen.

Die Druckpunkte unserer Füße und ihre physio-psychische Wirkung

DIE SENSIBILITÄT DER FÜSSE

Die Merkel-Zellen in unseren Fußsohlen reagieren auf eine anhaltende Berührung und die Stärke eines Drucks und sind so auch ein hochempfindsamer Teil des Nervensystems.

Nun haben wir heutzutage und dazu noch in kühleren und »kultivierten« Regionen kaum noch den direkten Bodenkontakt mit bloßen Füßen. Unsere Füße werden in Strümpfe eingehüllt und in womöglich fuß- und haltungsschädigendes Schuhwerk verpackt. Eine ganzkörperliche gesundheitsförderliche Anregung durch das Wahrnehmen verschiedenartiger Laufuntergründe wird so verhindert und damit auch der Tastsinn unserer Fußsohlen verhältnismäßig wenig beansprucht.

Durch die Druckpunktarbeit mit unseren Füßen kann unser Tastsinn und generell unser Empfindungsbewusstsein für unsere Füße aktiviert werden. Außerdem vermittelt uns eine empfindungsbewusste Wahrnehmung unserer Füße einen sicheren Stand, was sich gleichermaßen auch psychisch in einer gesteigerten Balance auswirkt. Wir erleben sowohl »Standfestigkeit« als auch Beweglichkeit und mentale Flexibilität.

Eine atembewusste, gelöste und gleichzeitig aufrechte Haltung beginnt immer mit den Füßen!

Je empfindungsbewusster wir, besonders durch die Druckpunktarbeit, in unseren Füßen leben, desto besser kann sich eine aufgerichtete und gleichzeitig schwingende Haltung entwickeln.

Eine solche Haltung und Aufrichtung mit idealer Körperspannung, dem Eutonus, unterstützt auch immer Selbstbewusstsein und Offenheit. Mit empfindungsbewussten Füßen können wir auch beim Gehen den Fuß gut abrollen und kraftvoll, doch gelöst voranschreiten, insbesondere dann, wenn dabei unser Becken beweglich bleibt.

ANWENDUNG UND PHYSIO-PSYCHISCHE WIRKUNG DER DRUCKPUNKTE AN DEN FÜSSEN

Die Arbeit mit den Druckpunkten unserer Füße ist besonders gut dafür geeignet, uns am Schreibtisch, beim Essen oder unauffällig in Meetings anzuregen, zu beruhigen oder um insgesamt in Balance zu kommen.

Auch hier lassen Sie wie immer Ihren Atem von selbst kommen und gehen, und schließen Sie möglichst Ihre Augen, um ohne Ablenkung besser spüren zu können. Behalten Sie den Druck über circa fünf bis sieben Atemzüge aufrecht. Vielleicht nehmen Sie bereits eine verstärkte Atembewegung in einer entsprechenden Körperregion wahr. Spüren Sie nach und wiederholen Sie das Ganze nach einer kleinen Pause.

Zum Erarbeiten ist es wie bei den Druckpunkten der Finger sinnvoll, dass Sie über sechs bis acht Wochen dreimal täglich üben. In der Regel ist Ihr Empfindungs- und Atembewusstsein dann so weit geschult, dass Sie die entsprechenden Räume spüren können und sich die Wirkung einstellt, auch wenn Sie sich auf etwas anderes konzentrieren möchten oder müssen.

Machen Sie sich bitte auch hier – wie beim Erarbeiten der Fingerdruckpunkte – selbst nichts vor, indem Sie sich vorstellen, wie die Atembewegung in den betreffenden Raum fließt. Atmen Sie auch nicht absichtlich dorthin, sondern vertrauen Sie vielmehr Ihrer natürlichen Atembewegung! Bleiben Sie dran!

Die Druckpunkte der Fersen: Der untere Raum

Sitzen Sie gut aufgerichtet und lassen Sie Ihren Atem fließen. Nun stellen Sie Ihre Fersen mit leichtem Druck auf den Boden. Dann heben Sie Ihre

Füße leicht mit gelösten Fußgelenken und fest verankerten Fersen in Richtung Knie an; die zweite und dritte Zehe jedes Fußes stehen in einer Linie zum jeweiligen Knie.

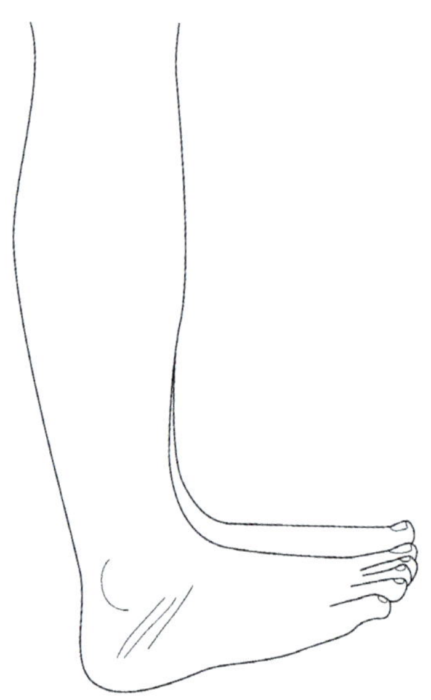

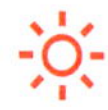 Diese Druckpunkte vermitteln Ihnen eine verstärkte Atembewegung im Bauch- und Beckenraum, die sich in Ihrem gesamten unteren Raum ausbreitet. Die Auswirkungen sind ähnlich wie beim Druck auf die Fingerkuppen Ihrer Ringfinger und kleinen Finger, nur dass hier auch Ihre Beine in die Atembewegung mit hineinkommen. Dieser Druckpunkt vermittelt Ihnen sofortige Ruhe und Gelassenheit. Im Alltag können Sie ihn beispielsweise unauffällig anwenden, wenn Sie sich während einer aufwühlenden Diskussion beruhigen oder Redeangst und Lampenfieber eindämmen möchten. So vermeiden Sie es, sich unnötig aufzuregen, und lassen Hemmungen, Ärger oder Ängste sozusagen »durch die Füße« in den Boden abfließen.

Die Druckpunkte der Ballen und Zehen: Der obere Raum

Drücken Sie sanft Ihre Ballen und Zehen mit leichter Betonung Ihrer Großzehballen und großen Zehen auf den Boden. Ihre Fußgelenke sind dabei leicht gedehnt und Ihre Knie und der jeweils dritte Zeh befinden sich auf einer Linie.

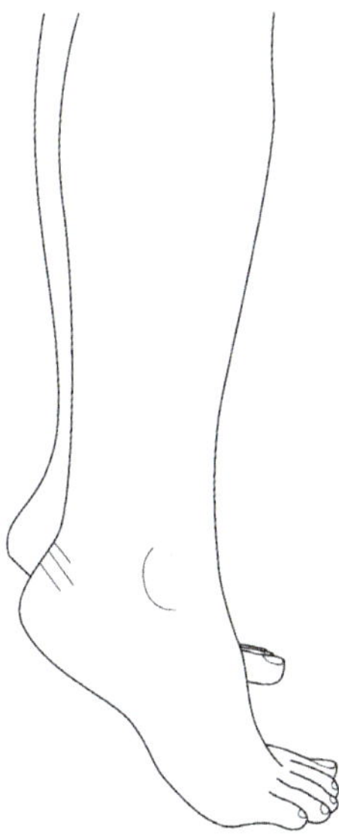

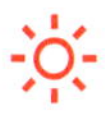

Nun fließt Ihre Atembewegung verstärkt in Kopf, Schultergürtel und den gesamten oberen Raum. Die Auswirkungen sind die gleichen wie beim Druck auf die Fingerkuppen von Daumen und Zeigefinger.

Die Druckpunkte der Fersen und Ballen im Wechsel

Zum besseren Erspüren der Wirkung ist es auch hier sinnvoll, wenn Sie im Wechsel Ihren oberen und unteren Raum anregen. Stellen Sie sich im Wechsel für jeweils fünf bis sieben Atemzüge auf Ihre Fersen und anschließend auf Ihre Ballen und Zehen.

Die Druckpunkte der ganzen Sohle und ihre Wirkung: Der mittlere Raum beziehungsweise alle drei Räume

Dann stellen Sie ihre Füße mit leichtem Druck auf die ganzen Fußsohlen auf den Boden. Nachdem Sie die Wirkungen vom Druck Ihrer Fersen und Ballen im Wechsel wahrgenommen haben, spüren Sie nun deutlich, wie Ihr mittlerer Raum angeregt wird, auch wenn Ihre Fußhöhlung – außer an den beiden Außenseiten Ihrer Fußsohlen – nicht den Boden berührt.

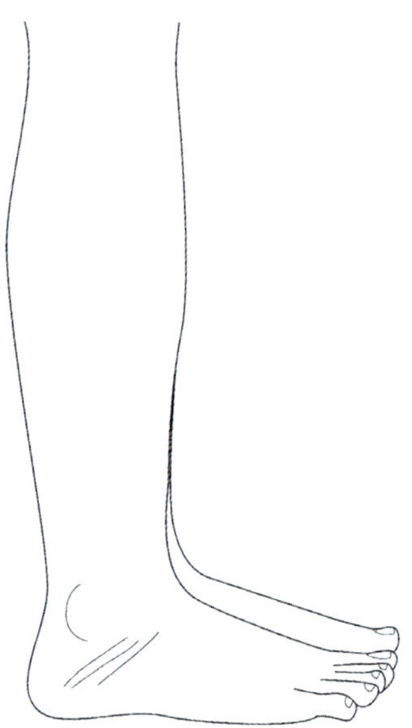

Diese Arbeit vermittelt Ihnen eine verstärkte Atembewegung in Ihrer Körpermitte, in Ihrem mittleren Raum, mit gleichen Auswirkungen wie beim Druck auf die Fingerkuppen Ihrer Mittelfinger.

Wenn Sie einen Druck auf Ihre Fußsohlen geben, ohne vorher abwechselnd Druck auf Ihre Ballen und Fersen gegeben zu haben, reagiert sowohl

Ihr mittlerer Raum als auch Ihr unterer und oberer Raum mit verstärkter Atembewegung, also Ihr gesamter Leib.

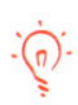

Wenn Sie Ihre Füße und Fußsohlen besser spüren gelernt haben, können Sie beispielsweise während eines Gesprächs gleichzeitig beide Füße bewusst in Kontakt mit dem Boden bringen. Ob im Stehen oder auch im Sitzen: Es hilft Ihnen, währenddessen buchstäblich »nicht den Boden unter den Füßen zu verlieren«. Über die verstärkte Atembewegung im gesamten Leib bleiben Sie gut bei sich selbst und können sich auch besser konzentrieren.

Die Druckpunkte der äußeren Fußseiten

Zwar wird der Druck auf die äußeren Seiten der Füße nicht explizit zur Druckpunktarbeit mit den Füßen gezählt, doch vielleicht sind Sie nun neugierig geworden, einmal auszuprobieren, wohin Ihre Atembewegung bei einem solchen Druck fließen möchte.

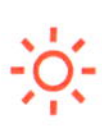

Ihre Atembewegung belebt die rechten und linken Außenseiten Ihres Leibes, und insbesondere Ihre Ohren und Arme werden empfindungsfähig für Ihren seitlichen Außenraum. Das intensivierte Empfindungsbewusstsein kann Sie zur Extraversion führen und einladen, sowohl besser hinzuhören als auch Bewegungsfreude in Ihren Armen anzuregen, die sich vielleicht auch mit »geöffneten« Achselhöhlen seitlich ausbreiten möchten.

Mit Fußdruckpunkten gehen und freie Bodenberührungen und Bewegungen zulassen

Gehen Sie zunächst auf Ihren Ballen und Zehen, den sogenannten Zehenspitzen, und spüren Sie, in welche Gegend die Atembewegung fließen möchte: nach oben, in die Mitte oder in den unteren Raum? Dann gehen Sie, ohne sich zu verkrampfen, auf Ihren Fersen und fragen sich dasselbe.

Danach setzen Sie die ganze Sohle auf, so als würden Sie durch tiefen Schnee stapfen, und fragen wieder nach Ihrer Atembewegung. Schließlich gehen Sie so gelöst wie möglich auf den Außenkanten Ihrer Füße und achten wieder auf Ihre Atembewegung. Wechseln Sie beliebig lange zwischen diesen verschiedenen Gangarten. Spüren Sie im Stehen nach. Konnten Sie Unterschiede feststellen?
Nun lassen Sie als Zugabe Ihre Füße einfach tanzen und alle möglichen Arten der Bodenberührung zu, die sich ergeben möchten. Bewegen Sie sich nach Lust und Laune im Raum, wechseln Sie die Richtung, laufen Sie auch einmal rückwärts oder seitlich, heben Sie Ihre Beine, drehen Sie sich und mehr. Nehmen Sie Ihren gesamten Körper in die Bewegung mit hinein. Sicher möchten auch Ihre Arme mitmachen und die Bewegungen begleiten.

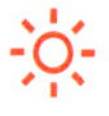

Auch beim Gehen mit den Fußdruckpunkten stellt sich die konstruktive Wirkung einer Belebung der entsprechenden Atemräume so ein, wie Sie es bereits im Sitzen erfahren konnten.

Vitalität wird geweckt, Kreativität und Freude an der Bewegung entstehen und es können sich Lebenslust und Lebensfreude einstellen. Durch die variantenreichen Bewegungen kann die Atembewegung auch in Bereiche fließen, die vorher durch Anspannungen, Verkrampfungen oder Stauungen noch verhältnismäßig unbelebt waren. Diese Übung eignet sich besonders gut dafür, wach, gelöst und erfrischt den Tag zu beginnen, und Sie schreiten vital, kraftvoll und selbstbewusst dem entgegen, was er Ihnen bietet.

Druckpunkte im Gesicht und deren salutogenetische Wirkung auf die Kopf- und Körperräume

DIE PHYSIO-PSYCHISCHE BEDEUTUNG VON GESICHT UND KOPF

Mund, Lippen und Zunge sind wie Fingerkuppen und Fußsohlen ebenfalls mit den sensorischen Merkel-Zellen ausgestattet, insbesondere in der Gesichtshaut und in den Lidern.
Unser Gesicht können wir in der Regel nicht verstecken und sind somit der Außenwelt geradezu ausgesetzt. Zudem bedeutet es eine ständige Herausforderung, unseren Kopf aufrecht zu halten und ihn auf einem verhältnismäßig schmalen Hals aufrecht zu balancieren. So ist es kein Wunder, dass die Halswirbelsäule häufig leidet und die zwischen den Wirbeln austretenden Nerven nicht mehr vollständig Gesicht und Kopf versorgen können.
Ob wir ängstlich »den Kopf einziehen« oder »stolzen Hauptes« durch die Welt schreiten, ob wir entmutigt »den Kopf hängen lassen« oder »mit der Nase vorausgehen«, das alles verrät uns einiges über die generelle oder auch momentane Befindlichkeit eines Menschen. Umso wichtiger ist es, uns mit der überaus starken Sensibilität unseres Gesichts in ganzheitlich heilsamer Weise zu befassen.

DIE BEZIEHUNG DER DREI GESICHTSZONEN ZU DEN DREI HAUPTATEMRÄUMEN

Wie bei unseren Fingern und Füßen weist auch unser Gesicht drei Zonen auf. So korrespondiert die untere, die mittlere und die obere Gesichtszone jeweils mit dem unteren, mittleren und oberen Atemraum.

Katzenpfötchen: Die Druckpunktübung für alle drei Gesichtszonen
Legen Sie die Fingerkuppen von Daumen, Zeigefinger und Mittelfinger jeweils der rechten und linken Hand so zusammen, dass Sie mit den einzelnen Fingerkuppen einen leichten Druck ausüben können.
Nun »wandern« Sie mit sanftem, doch deutlichem Druck von der unteren Gesichtsregion nach oben bis zum Haaransatz. Sie arbeiten langsam und sorgfältig – auch nach rechts und links. Ihren Atem lassen Sie wie immer fließen.
Ilse Middendorf hat für diese Arbeit den zauberhaften Begriff »Katzenpfötchen« geprägt, da das Wandern mit den Fingerkuppen über das Gesicht ein Empfinden auslösen kann, als würde ein Kätzchen über unser Gesicht tapsen.

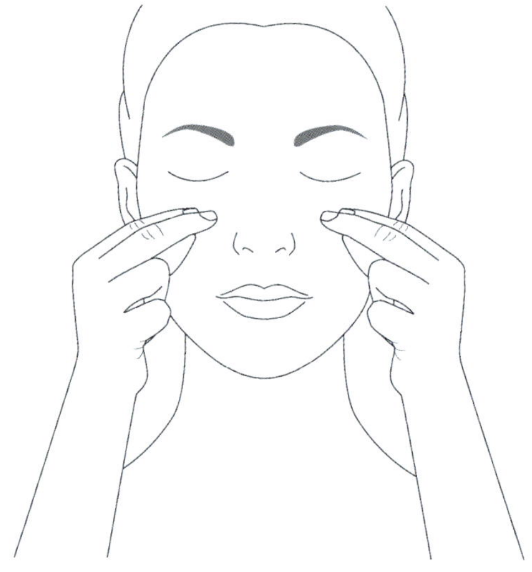

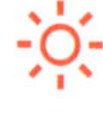 Ihre Atembewegung wird sowohl im Gesicht und Kopf als auch im betreffenden jeweiligen Atemraum des Leibes intensiviert. Sie wirkt lösend auf Anspannungen der Gesichtsmuskulatur und sehr erfri-

schend. So kann sie Ihnen als kleine Pause zwischen Schreibarbeiten helfen, sich wieder besser zu konzentrieren, oder auf langen Bahnfahrten oder Flügen ganzheitlich anregend wirken. Außerdem vermögen die Fingerkuppen wie kleine Bügeleisen Fältchen zu glätten und damit auf natürliche Weise eine Faltenbildung im Gesicht hinauszuzögern.

WEITERE ÜBUNGEN FÜR ALLE DREI GESICHTSZONEN INKLUSIVE DER KOPFRÄUME

Die untere Gesichtszone – der untere Raum: Das »Löwenmaul«

Öffnen Sie Ihren Mund mit geschlossenen Lippen, das heißt, halten Sie Ihre Lippen geschlossen, während Sie Ober- und Unterkiefer so auseinanderbewegen, als wollten Sie den Mund weit öffnen. Diese Dehnung aktiviert eine spontane Einatmung und beim Loslassen das Ausatmen. Gestatten Sie sich danach Ihre Atempause.

Nach einiger Übung können Sie diese Dehnung auch über mehrere Atemzüge aufrechterhalten. Beachten Sie, dass hier leicht die Tendenz besteht, sich im Nacken zu verspannen. Dem können Sie folgendermaßen entgegenwirken: Legen Sie beide Hände gelöst so aufeinander, dass eine Hand wie eine Schale mit dem mittleren Handrücken in der Handinnenfläche der anderen liegt. So positionieren Sie nun Ihre Hände mit gelösten Handgelenken in einem angenehmen Abstand von circa zwei Handbreit vor Ihren gedehnten Mund. Auf diese Weise können Sie Ihre Mund- und Rachenhöhle von außen mit den Handmitten »anstrahlen«. Nun bewegen Sie ein wenig Kopf und Halswirbelsäule gelöst und spürbar nach rechts und links, in verschiedene Richtungen.

Wichtig: Sitzen Sie aufrecht und neigen Sie Ihren Kopf leicht nach unten, sodass Ihr Kopfgrund mit dem Hinterhauptsloch (der Schnittstelle zwischen Rückenmark und Gehirn) frei wird. Sie erreichen so mit Ihren »anstrahlenden« Handmitten nicht nur Ihren Rachen, sondern auch Ihr Hinterhauptsloch, es »öffnet« sich und das »Strahlen« geht dort nach außen. Arbeiten Sie so lange, wie es Ihnen guttut. Oft tritt eine Sättigung bereits nach fünf bis acht Atemzügen ein.

Es ist gut möglich, dass Sie währenddessen fortlaufend gähnen müssen. Das kann zwar wohltuend sein – erlauben Sie es sich ruhig einige Male. Doch erst wenn Sie mit Ihren Händen ganz leicht den Winkel der »Strahlen« zwischen Handmitten und Hinterhauptsloch nach oben hin verändern, erhalten Sie die eigentliche Wirkung dieser Übung.

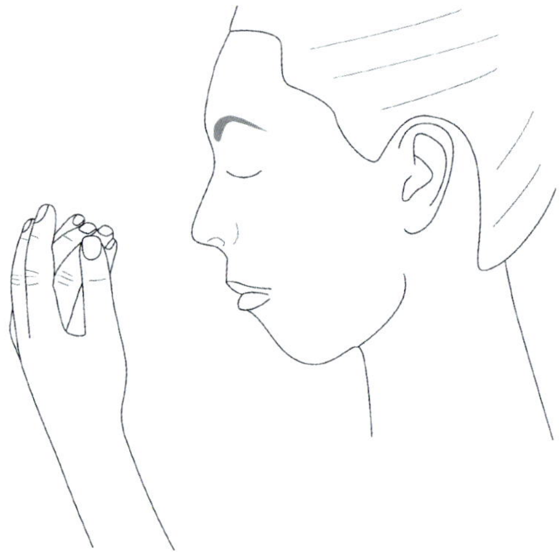

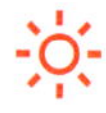

Unsere gesamte untere Gesichtszone inklusive des unteren Kopfraums steht gesetzmäßig mit unserem unteren Raum in Verbindung. Im Kopf wirkt die Dehnung der Mund- und Rachenhöhle zusammen mit Unterkiefer und Schädelbasis lösend auf Ihren gesamten unteren Kopfraum. Gleichermaßen erzeugt sie Lösung im gesamten Beckenraum. Damit gehen auch psychisch beruhigende und besänftigende Effekte einher, so wie bereits in vorherigen Kapiteln beschrieben.

Die Dehnung bewirkt außerdem kraft- und klangvolles Sprechen und Singen, denn im unteren Raum wird auch der Beckenboden, das *Diaphragma pelvis*, aktiviert, welches essenziell für die Erzeugung eines vollen Stimmklangs ist. Wenn die Muskulatur unseres Beckenbodens gelöst ist, wirkt sich das auch auf unser Zwerchfell aus und es kann frei schwingen.

Die mittlere Gesichtszone – der mittlere Raum

Zur Anregung unseres mittleren Gesichtsraumes setzen Sie jeweils rechts und links neben Ihrer Nase Ihre Zeige- und Mittelfingerkuppen auf Ihre Jochbeine und streichen von dort aus sanft dehnend Hautgewebe und Muskulatur halbmondförmig bis hin zu Ihren oberen Ohransätzen. Lassen Sie dabei wie immer Ihren Atem fließen. Durch das dehnende Streichen wird Ihr Einatem aktiviert und im Lösen erfolgt der Ausatem.

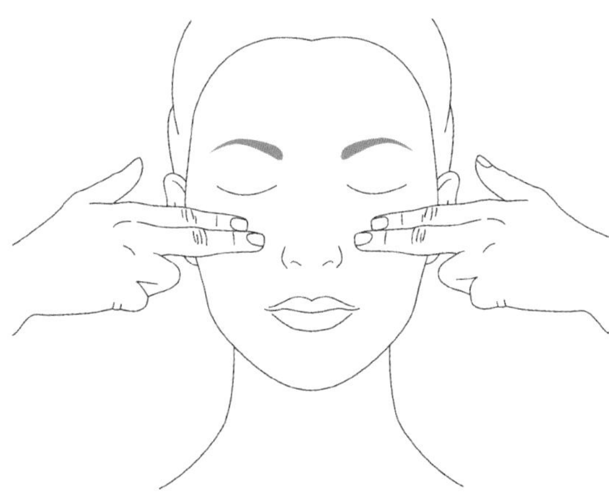

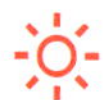

Diese intensive Dehnung belebt Ihren mittleren Gesichts- und Kopfraum und damit auch Ihren mittleren Leibraum. Im Kopf reicht die Atembewegung bis in die Nasen- und Rachenhöhlen, die Eustachischen Röhren und das Hinterhauptsloch. Im mittleren Raum aktiviert und löst sie speziell Ihr Zwerchfell und die Zwischenrippenmuskulatur der 10. bis 12. Rippe. Auch die Seiten Ihres mittleren Leibraumes können Sie auf diese Weise stärker wahrnehmen, was Ihnen vielleicht auch Freude an der Ausbreitung in den Außenraum vermitteln könnte.

Interessanterweise werden durch dieses Streichen auch Ihre Mundwinkel etwas nach oben gezogen, was ein leichtes Lächeln erzeugt. Experimente haben gezeigt, dass durch die Aktivierung der Muskeln, die wir für ein Lächeln benötigen, der Ausstoß von Endorphinen, auch Glückshormone genannt, aktiviert wird. So kann diese Übung gleichermaßen stimmungsaufhellend wirken.

Die obere Gesichtszone – der obere Raum

Sitzen Sie aufrecht und setzen Sie jeweils vier Fingerkuppen auf die Mitte Ihrer Stirn, sodass die Fingerkuppen beider Hände zueinander zeigen. Nun streichen Sie kräftig dehnend Haut und Muskulatur jeweils zur rechten und linken Seite bis etwa zur seitlichen Haarbegrenzung bis kurz vor die Schläfen. Der Druck sollte immer angenehm sein! Die Dehnung bewirkt eine sofortige Einatmung und im Loslassen der Dehnung wird der Ausatem entlassen.

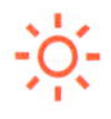

Die verstärkte »Beatmung« Ihres oberen Kopfraumes bringt Klarheit und Frische bis in Ihre Augen hinein. All Ihre Sinne werden angesprochen. Diese Dehnung macht im wahrsten Sinne des Wortes Ihren Kopf »frei«.

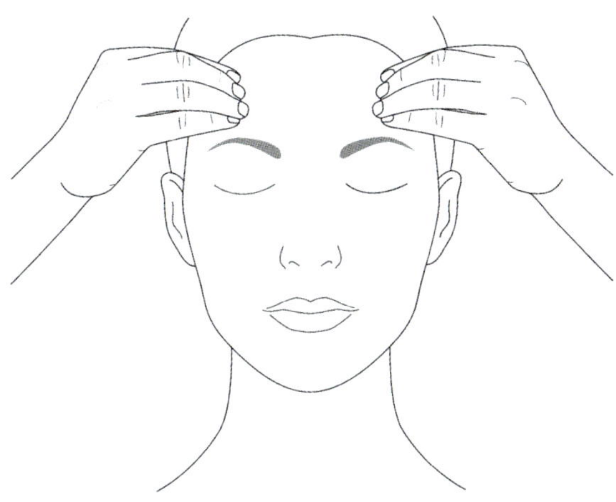

Im oberen Raum Ihres Rumpfes bringt Ihnen das Streichen der Stirn ebenso eine intensivierte atembewegte Weitung in Ihren Achselhöhlen und Schulterblättern zusammen mit dem Bereich der 1. bis 3. Rippe und den Schlüsselbeinen. Denn allein schon dadurch, dass Ihre angehobenen Arme in eine seitliche Bewegung gehen, bewirkt das dort eine Dehnung zusätzlich zur ohnehin korrespondierenden verstärkten Atembewegung im oberen Raum.

 *Grundsätzlich können Übungsweisen für den oberen Raum durch eine verstärkte Atembewegung schnell zur »Überatmung« mit Schwindel und Unwohlsein führen. Doch die hier beschriebene indirekte Art der Belebung wird selten zu viel. Sie kann als angenehm zart belüftend und psychisch befreiend empfunden werden und sogar dazu führen, dass wir die feine kreative Kraft, die dem oberen Raum innewohnt, wahrnehmen können.*

Übungen für die Nasenmuscheln

In diesem Kapitel werden einzelne Bereiche der Nase behandelt, deren wunderbare Bedeutung für eine heilende Atembewegung vielen Menschen gar nicht bewusst ist. So ist deren salutogenetische Wirkung auf den oberen, mittleren und unteren Raum und damit auf unseren gesamten Leib auch hier inbegriffen.

ANATOMIE UND PHYSIO-PSYCHISCHE BEDEUTUNG DER NASE

Unsere Nase ist ein wahres Kunstwerk. Die meisten Menschen wissen lediglich, dass es gesund ist, durch die Nase zu atmen, weil die einströmende Atemluft angefeuchtet und angewärmt wird. Doch unsere Nase hat weitaus mehr Funktionen: So bleiben etwa Fremdkörper wie auch Bakterien in den Flimmerhärchen hängen, damit diese durch den Nasenschleimfluss wieder herausbefördert werden können.

Und noch mehr: Wir verfügen innerhalb der Nase jeweils rechts und links über eine obere, mittlere und untere Nasenmuschel, durch die unsere Atemluft spiralig wirbelt und weiter in unsere spiralig sich ausweitenden Lungen hineinströmt. Durch diese Formung werden alle Oberflächen der jeweiligen Schleimhäute vergrößert. Außerdem hat unsere Nase eine direkte Verbindung zum Großhirn. So enden die feinen Fasern unseres ersten Gehirnnervs, des Riechnervs, in der oberen Nasenmuschel in den Zellen unserer Riechschleimhaut.

Wie wir wissen, dient das Riechen nicht nur einer Alarmfunktion, wenn wir den Geruch schädlicher Speisen oder Umwelteinflüsse wahrnehmen, sondern es beeinflusst über die Wahrnehmung verschiedenartigster Düfte und Gerüche erheblich unseren Hormonhaushalt sowie damit auch unsere Gefühle und unser Verhalten.

Aus all diesen Darstellungen geht hervor, wie ungesund es ist, durch den Mund einzuatmen, wogegen das Ausatmen durch den Mund unproblematisch ist. Lediglich bei stark beanspruchenden sportlichen Aktivitäten stellt sich zwangsläufig die Einatmung durch den Mund ein.

DEHNUNG DER DREI NASENRÄUME UND WEITERE ATEMANREGENDE ÜBUNGEN

Die beiden unteren Nasenmuscheln

Sitzen Sie aufrecht, legen Sie Ihre beiden Zeigefinger unterhalb jedes Nasenlochs auf Ihre Oberlippe und dehnen Sie diese kräftig nach unten. Nach einigen Malen reicht es sogar, die Dehnung des Nasenbodens ohne Hilfe Ihrer Finger zu erzeugen, indem Sie Ihre Oberlippe nach unten ziehen.

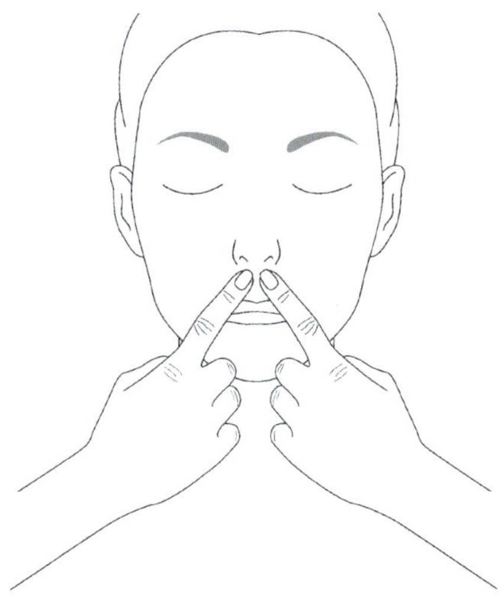

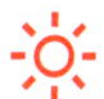 Ihr Nasenboden wird gedehnt und dadurch intensiviert sich die Empfindung für Ihre unteren Nasenmuscheln. Gleichzeitig erzeugt

die Dehnung eine verstärkte Einatmung im unteren Raum mit den bereits bekannten Auswirkungen.

Die beiden oberen Nasenmuscheln und der Druckpunkt an der Nasenwurzel

Nun streichen Sie mit Daumen und Zeigefinger einer Hand mit anfänglichem leichten Druck auf Ihre Nasenwurzel von dieser aus einige Male über Ihren Nasenrücken nach unten. Dann lassen Sie Ihre Hand weg und spüren nach. Sie können hier entweder im Atemrhythmus oder auch unabhängig davon arbeiten. Alternativ geben Sie mit beiden Zeigefingernägeln in den Nasenlöchern direkt unter der Nasenspitze einen leichten Druck, lassen auch hier Ihre Finger weg und spüren nach.

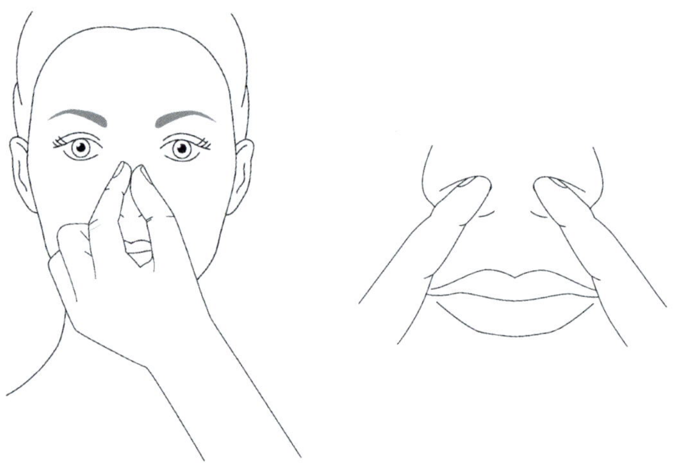

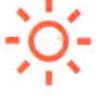 Durch das intensivierte Wahrnehmen Ihrer oberen Nasenmuscheln – und insbesondere Ihrer Nasenwurzel – wird eine intensivere Atembewegung in Ihrem oberen Raum mit allen Ihnen bereits bekannten Wirkungen aktiviert. Nach einiger Übung entsteht eine Empfindung des Einströmens Ihrer Einatmung durch Ihre Nasenwurzel hindurch

über Siebbein und Riechnerv nach innen. Dieser »Umschlagpunkt« – wir könnten ihn auch als Druckpunkt bezeichnen – ist wesentlich für eine wunderbare »Belüftung« Ihres gesamten Kopfraumes. Ein feiner Atemstrom breitet sich angenehm kühl im Kopf aus, was wach und frisch macht. Alle Höhlen Ihres Kopfes und alle damit verbundenen Sinne profitieren davon: Nasen- und Nasennebenhöhlen, Stirn-, Mund- und Augenhöhlen sowie auch Mittel- und Innenohren.

Wie bei allen Übungen mit Wirkung auf die oberen Räume ist die Dosierung äußerst wichtig – und hier noch einmal ganz besonders durch diesen sehr speziellen feinen Atemstrom.
Der »Umschlagpunkt« an der Nasenwurzel ist wesentlich für fortgeschrittenes Arbeiten mit dem Erfahrbaren Atem und birgt uneingeschränkt differenzierte Wirkungsweisen für den gesamten Leib.

Wie wir bereits mehrere Male erfahren haben, ist es zum Erlernen einer Übung und vor allem der Erfahrung der Wirkungen hilfreich, mit der Anregung des unteren und oberen Raumes im Wechsel zu arbeiten. So ist es auch hier sinnvoll, wenn Sie hintereinander abwechselnd die unteren und oberen Nasenmuscheln anregen.

Die beiden mittleren Nasenmuscheln

Ihre mittleren Nasenmuscheln erreichen Sie empfindungsmäßig, indem Sie auf jeder Nasenseite mit den Fingernägeln Ihrer Zeigefinger von der Nasenwurzel aus in der Mitte Ihrer Nasenflügel einige Male zart einen Strich nach unten ziehen. Sie können hier entweder im Atemrhythmus oder auch unabhängig davon arbeiten. Dann spüren Sie gut nach.

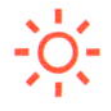

Durch die gesteigerte Wahrnehmung Ihrer mittleren Nasenmuscheln können Sie anschließend eine verstärkte Atembewegung in Ihrem mittleren Raum wahrnehmen.

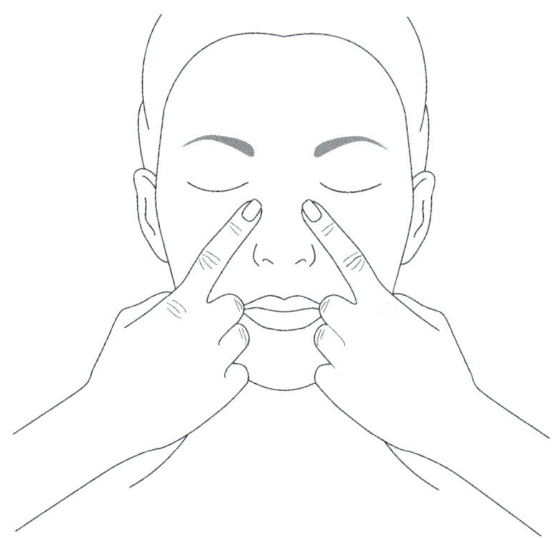

Alle drei Nasenmuscheln und der Duftatem

Nun streichen Sie einige Male Ihre gesamte Nase – nehmen Sie auch den Nasenboden mit hinein und lassen Sie Ihren Atem mit der vorher geschulten Empfindung für alle drei Nasenmuscheln zart einströmen, so als würden Sie einen Duft wahrnehmen.

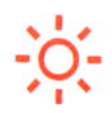

Es entsteht in allen drei Leibräumen sowohl ein voller als auch ein feiner und ausdifferenzierter Atemstrom. Er füllt nun in der Verbindung aller drei Räume Ihren gesamten Leib und ist alles andere als der »normale« Atem. Nach einiger Übung können Sie überall, wo Sie sich auch aufhalten, in die Wahrnehmung dieses feinen und doch starken Atemstroms gehen und so die besondere Heilkraft Ihres Atems wirken lassen. Achten Sie allerdings auf die Dosierung!

Durch alle hier genannten Übungen wird die Empfindungsfähigkeit Ihrer Nase und Ihre Fähigkeit, diese wahrzunehmen, bedeutend gesteigert. So können Sie mit der Zeit auch viel differenzierter riechen!

Weiterführende Übungen von Händen und Fingerkuppen und ihre salutogenetische Wirkung

DIE STRUKTUR UND BEDEUTUNG DER HÄNDE

Bereits in Kapitel »Druckpunkte und ihre Wirkung auf unsere Atembewegung« wurde die wesentliche Bedeutung unserer Hände und Finger ausführlich dargestellt. Erinnern wir uns, dass unter anderem in der Haut der Handflächen und Fingerspitzen die Merkel-Zellen liegen, die auf eine anhaltende Berührung und die Stärke eines Drucks reagieren.

»Neben dem Blick unserer Augen ist sie [die Hand] *wohl die sensibelste Aussage des menschlichen Wesens… Sie führt aus, was in Herz und Kopf zum Ausdruck drängt… Sie lässt mich im Irdischen überleben… Sie ist Mittlerin dessen, was als schöpferischer Ausdruck in vielen Künsten zur Gestaltung drängt. Sie heilt, wenn ich in meiner Hand bin – wenn ich meine Hand* **bin.** *Ich kann meine Hand* **haben,** *und ich kann die Hand* **sein.**« (Ilse Middendorf) (10)

In unserer Atemarbeit geht es vor allem darum, die Empfindungsfähigkeit unserer Hände hin zu einem Empfindungsbewusstsein, wenn nicht sogar einem »Empfindungsgewissen« (Ilse Middendorf) zu erweitern. Durch die Arbeit mit den Druckpunkten der Fingerkuppen erlangen wir ein neues, tieferes Bewusstsein für unsere Hände und Hand-lungen. Wir erfahren eine vertiefte Verantwortung, für die Art, wie wir mit ihnen umgehen, und in den vielfältigen Weisen, wie wir sie einsetzen: von zarten Berührungen bis hin zum kraftvollen Zupacken. *»Hände sprechen immer, ob sie in Bewegung sind oder nicht. Hände hand-eln: Sie laden ein, weisen hin, packen zu und weh-*

ren ab; sie be-greifen, er-fassen, geben, empfangen und unterstützen formend unsere Worte.« (11)

Aus den Begriffen »erfassen« und »begreifen« wird wiederum deutlich, wie stark unsere Gehirnfunktionen und unser Bewusstsein, unsere »Auffassungsgabe« in Verbindung zu unseren Händen stehen. »Wie die Hand, so der Mensch«, heißt es in der Chiromantie, der Handlesekunst, und Grafologen ersehen aus der Handschrift als Abbild der ganzkörperlichen Bewegung und Bestrebung eines Menschen seine Persönlichkeitsmerkmale. Betrachten wir unsere Hände in Beziehung zu den drei Körperräumen, so ergibt sich eine Dreiteilung der Struktur:

- **der untere Raum** mit den acht Handwurzelknochen und den beiden Handballen beziehungsweise dem unteren Daumenabschnitt, der eine Einheit mit dem Handballen bildet,
- **der mittlere Raum** mit den fünf Mittelhandknochen und der Handhöhlung und
- **der obere Raum** mit den Fingern.

Auch unsere Finger und Daumen weisen eine Dreiteilung auf, die dem unteren, mittleren und oberen Raum entspricht.

Dass wir über eine rechte und linke Körperseite mit jeweils unterschiedlichen Wahrnehmungen verfügen, wird uns besonders über unsere Hände bewusst. Glücklicherweise werden heutzutage Linkshänder nicht mehr dazu erzogen, die »schöne« rechte Hand zu benutzen. Ob historisch gesehen die Gene oder kulturelle Gründe dafür zuständig sind, dass die meisten Menschen von Geburt an zur Rechtshändigkeit neigen, ist noch nicht vollständig erforscht.

Lange ging man von einem Hemisphärenmodell aus, was besagt, dass unsere linke Gehirnhälfte, die die rechte Körperseite steuert, über Funktionen wie strukturiertes, logisch-analytisches Denken verfügt. Unsere rechte

Gehirnhälfte wiederum, die für unsere linke Körperseite zuständig ist, sei für Intuition, Kreativität oder Emotionalität zuständig. Neuere Forschungen beweisen, dass zwar die linke Gehirnhälfte mehr für Detailbearbeitung zuständig ist und die rechte Hälfte mehr für die Betrachtung von Gesamtzusammenhängen, doch dass beide Hälften in ihren Funktionen viel differenzierter zusammenarbeiten.

In der atembewussten Wahrnehmung unserer Hände und Handlungen haben wir einen wunderbaren Weg, selbst zu entdecken und zu erfahren, inwieweit unsere rechte Körperseite und unsere rechte Hand eher zum aktiven Handeln tendiert und unsere linke Körperseite und mit ihr unsere linke Hand mehr in Aktion tritt, wenn es um den Ausdruck von Gefühlen geht. Nicht zuletzt verfügen wir – mehr oder weniger stark – über Heilkraft in unseren beiden Händen. Allein schon, wenn wir uns gestoßen haben, der Zahn oder der Magen schmerzt, wandert reflexartig unsere Hand dorthin. In der Atemarbeit wird ganz nebenbei auch diese Heilkraft aktiviert.

DIE HÄNDE NEU ENTDECKEN

Sitzen Sie aufrecht und legen Sie Ihre Hände locker mit nach oben geöffneten Handflächen auf Ihre Oberschenkel. Schließen Sie Ihre Augen. Nun wandern Sie mit einer Hand zur anderen hinüber und ertasten die Oberfläche dieser Hand, so achtsam und behutsam, als würden Sie zum ersten Mal eine Landschaft betreten und entdecken. Sie können Ihre Hand dazu auch anheben. Wo ist es weich oder fest, wo trocken oder feucht, wo erhaben oder flach? Erspüren Sie auch Ihren Handrücken. Lassen Sie dabei immer Ihren Atem fließen! Nach einiger Zeit legen Sie beide Hände wieder ab und spüren gründlich nach. Dann arbeiten Sie genauso mit Ihrer anderen Hand. Konnten Sie Unterschiede zur linken Hand feststellen?

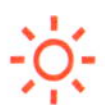

Diese Übung vermittelt Ihnen ein gesteigertes Empfindungsbewusstsein für Ihre beiden Hände und vermag Ihnen deren Bedeutung noch einmal bewusster vor Augen führen und buchstäblich erfassbar und begreifbar machen. Sie sorgt für eine Intensivierung Ihrer Atembewegung im gesamten Leib.

DRUCKPUNKT IN DER HANDMITTE

Sitzen Sie aufrecht, lassen Sie Ihren Atem wie immer gut fließen und drücken Sie mit drei Fingerkuppen einer Hand oder alternativ mit Ihrem Daumen sanft in die Handmitte Ihrer anderen Hand. Spüren Sie nach und wechseln Sie die Hände.

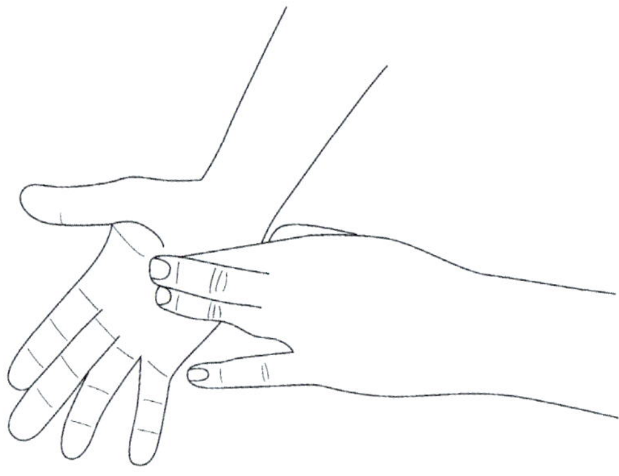

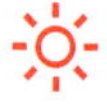 Sie erreichen mit diesem Druck Ihren mittleren Raum mit allen dazugehörigen im Kapitel »Der mittlere Raum« genannten Auswirkungen. So können Sie sich beispielsweise, unbemerkt von Ihrer Umgebung, dazu verhelfen, mehr zu innerer Sammlung zu kommen und gut bei »sich selbst« zu bleiben. Dieser Druck hilft Ihnen auch, wenn Sie sich erschöpft fühlen, denn über die starke Sammlung kommen Sie wieder mehr zu Kräften und können Ihre Energie besser und effizienter nutzen..

DREI HANDHALTUNGEN

Setzen Sie sich wie oben beschrieben gut hin und legen Sie beide Hände wie zum Gebet so weit wie möglich mit den Innenseiten flach aneinander, doch ohne sich in Ihren Händen zu verkrampfen. Nehmen Sie die Wirkung auf Ihre Atembewegung wahr. Nun verstärken Sie leicht den Druck Ihrer aneinandergelegten Fingerkuppen. Verlängert sich eventuell eine Atemphase?

Variante: Probieren Sie nun eine andere Form, die wir ebenfalls vom Gebet her kennen, und zwar falten Sie Ihre Hände beziehungsweise verschränken Sie Ihre Finger ineinander. Spüren Sie wieder die Wirkung auf Ihre Atembewegung und ob sich eine Atemphase verlängert. Üben Sie beide Formen im Wechsel, um mögliche Unterschiede feststellen zu können.

Weitere Variante: Als Letztes schließen Sie jeweils Ihre rechte und linke Hand so, dass Sie mit Ihren Fingerkuppen mit leichtem Druck so weit wie möglich das Gebiet Ihrer Handballen und Handwurzeln erreichen. Ihre Daumen sind gelöst. Spüren Sie auch hier, welche Atemphase sich verlängert.

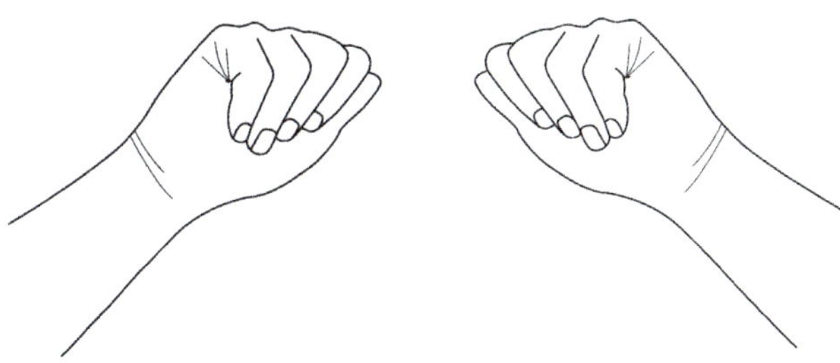

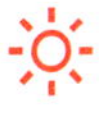

Wenn sich Ihre rechte und linke Hand flach oder gefaltet so wie beschrieben intensiv berühren – oder besser: begegnen –, ermöglicht Ihnen das eine starke innere Sammlung. Sie führt dazu, dass Sie gut zu sich selbst kommen und auch bei sich selbst bleiben. Darin liegt vermutlich auch der Grund, weshalb beide Haltungen vorwiegend im Christentum im Gebet angewendet werden. So berühren sich in unseren Händen ja auch unsere beiden Körperseiten mit der Bedeutung, dass möglicherweise das Rationale und Emotionale oder auch Extra- und Introversion zusammenkommen.

Ilse Middendorf hat herausgefunden, dass beim Zusammenlegen der Hände und Fingerkuppen der Atem im gesamten Leib angeregt wird mit einer leichten Betonung des Einatems, wenn Sie den Druck der aufeinandergelegten Fingerkuppen etwas verstärken.
Hingegen wird beim Falten sowie beim Schließen der Hände die Ausatmung verlängert. Deshalb bezeichnen wir auch diese beiden Formen als »Asthmagriffe«, da durch die Verlängerung der Ausatmung eine Entkrampfung der Atemmuskulatur mit nachfolgender leichterer Einatmung erfolgen kann.

DIE HÄNDE IN DER ATEMBEHANDLUNG

Die Arbeit mit den Händen und Fingerkuppen ist unerschöpflich und in diesem Buch lernen Sie davon einen kleinen Ausschnitt kennen. Die Hände und Finger beziehungsweise Fingerkuppen sind vor allem entscheidend für die fortgeschrittene Arbeit mit den Bewegungen aus dem Atem. Auch in der Atembehandlung dienen die Hände als Mittler zwischen Behandler und Klienten. Allerdings sei hier bemerkt, dass dabei keinesfalls die Heilkraft der Hände im Mittelpunkt steht, etwa über Einstrahlen von Energie. Vielmehr geht es immer darum, dass uns die Atembewegung des Klienten den Weg weist und wir lediglich mit der Hand folgen. Mit unseren Händen bieten wir über Dehnungen, Streichen oder ruhiges Auflegen immer nur an, dass sich die Atembewegung in förderlicher Weise etwa dort verstärkt, wo sie benötigt wird.

Hier sei eingeflochten, dass in der Atembehandlung gelegentlich eine spezielle Behandlung der Hand über Dehnung und Druck mit hineingenommen wird. So kann der ganze Mensch auch über die Hand erreicht werden.

Im Folgenden lernen Sie nun differenzierte Übungen kennen, die im Allgemeinen ihre Wirkung erst voll entfalten, nachdem Sie genügend Erfahrungen mit den Druckpunkten der Fingerkuppen und mit den Händen sammeln und Ihr Atem- und Empfindungsbewusstsein steigern konnten.

Eine Wirkung werden Sie jedoch in jedem Fall immer spüren. Probieren Sie es einfach aus: Diese Übungsweisen können viel Freude bereiten und Sie in unerwartete Tiefen und Einsichten führen.

DIE KOSMISCHE ÜBUNG

Entstehung und Erläuterung

Nachdem Sie nun ausreichend Erfahrungen mit Ihren Fingerkuppen und weiteren Übungen gesammelt haben, können Sie sich an eine fortgeschrittene Arbeit wagen: die »Kosmische Übung«. Hierbei spielen Ihre Fingerkuppen eine wesentliche Rolle, und da es notwendig ist, dass Sie zuvor genügend mit den Atemübungen des Erfahrbaren Atems gearbeitet haben, wird diese Übung erst an dieser Stelle des Buches beschrieben.

Historisch gesehen hat Ilse Middendorf Übungen, wie im Kapitel »Übung und Wirkung« beschrieben, im Sinne von Übungsweisen überhaupt nur als solche benannt, damit sie gelehrt werden können. Für manche davon existierten gar keine festen Namen, weshalb wir Atemtherapeuten und Atemtherapeutinnen im Verlaufe der Jahre dann selber Bezeichnungen fanden. Die Entstehung der Kosmischen Übung habe ich im Jahr 1977 im Zuge unserer legendären Montagsstunden miterlebt. In und während der regelmäßig montagabends stattfindenden Stunden hatte Ilse Middendorf immer wieder neue Atemformen mit fortgeschrittenen Schülern erarbeitet und währenddessen daran weitergeforscht – bis hin zu Neuschöpfungen.

Die Kosmische Übung ist die erste von vielen weiteren darauf folgenden zentralen und integrativen Übungsabfolgen überhaupt, die eine Bezeichnung erhielt. Diese entstand aus einer spontanen Äußerung von mir: »Das ist eine kosmische Übung!«, die der Arbeit dann den entsprechenden Namen gab. Weshalb »kosmisch«? Nun, machen Sie im Folgenden Ihre eigenen Erfahrungen – die Erklärung finden Sie später im Text.

Anmerkung: *Die Übungsweise sollte genau wie die Druckpunktarbeit oder Vokalatemraumarbeit nicht abgewandelt werden. Um immer wieder auftauchende Unklarheiten zu beseitigen: Ilse Middendorf hat die Kosmische Übung im Vergleich zum Zeitpunkt der Entstehung in ihrem 1984 erschienenem Buch (2) sowie in späteren Jahren etwas variiert. Ich beziehe mich hier auf die Form, die sie 2002 in einem Lehrvideo für Atemtherapeutinnen vermittelte. Da es zum Erlernen hilfreich ist, die Bewegungen zunächst mit allen gedehnten Fingerkuppen auszuführen, ist diese Erarbeitungsform immer jeweils vorangestellt. Ebenfalls ist es ratsam, die Abfolgen der Bewegungsrichtungen zunächst im Sitzen zu erarbeiten.*

Die Kosmische Übung, Teil 1: Der mittlere Raum mit horizontalem Atem

Erarbeitung mit allen Fingerkuppen: Sie sitzen oder stehen mit lockeren Knien in Beckenbreite. Setzen Sie alle Fingerkuppen (außer Ihre Daumenkuppen) auf Ihre Mitte zwischen Nabel und Brustbein, dehnen Sie Ihre Finger von den Fingergrundgelenken aus dicht aneinandergelegt horizontal nach vorn und beschreiben Sie mit nach unten gerichteten Handflächen zügig einen horizontalen Viertelkreis zur jeweiligen Seite nach rechts und links. Hierbei werden auch Ihre Arme mitgedehnt. Durch die Dehnung entsteht Ihre Einatmung. Dann kehren Sie im Ausatem, den Sie auch aus Ihrem Mund entlassen können, zügig mit allen gedehnten Fingerkuppen horizontal nach vorn, bis sich Ihre Hände berühren, und wenden sie diese in einer fließenden Bewegung wieder zurück zur Mitte in die Ausgangsposition. Hier entsteht Ihre Atempause. Verweilen Sie für zwei oder drei Atemzüge und setzen Sie wieder erneut an.

Arbeiten Sie beliebig lange. Lassen Sie dabei Ihren Atem wie immer fließen und spüren Sie gut nach. Es ist sogar ratsam, für das Erarbeiten zunächst gar nicht darauf zu achten, wann welche Atemphase erfolgt, weil sonst eher das Denken und Tun dominiert als das Erspüren. Hierbei spielt ja auch das individuelle Tempo eine Rolle. Mit der Zeit werden Sie beobachten, dass Ihre Einatmung durch die Dehnung im Nach-außen-Gehen erfolgt und Ihre Ausatmung beim Zurückkehren in die Mitte und sich anschließend eine mehr oder weniger lange Atempause einstellt.

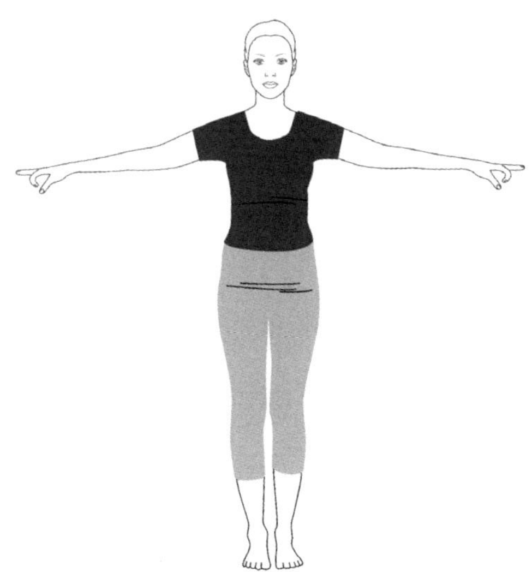

Mit den mittleren Fingerkuppen: Im Sitzen oder Stehen: Setzen Sie alle Fingerkuppen (außer Ihre Daumenkuppen) auf Ihre Mitte zwischen Nabel und Brustbein, dehnen Sie Ihre Finger von den Fingergrundgelenken aus dicht aneinandergelegt horizontal nach vorn. Nun beschreiben Sie mit Ihren gedehnten Mittelfingerkuppen zügig einen weiten horizontalen Viertelkreis zur jeweiligen Seite nach rechts und links. Ihre anderen Finger und Ihre Daumen lassen Sie dabei locker hängen. Hierbei entsteht durch die Dehnung Ihre Einatmung.

Dann führen Sie im Ausatmen Ihre gedehnten Mittelfinger und Ihre Arme zügig horizontal nach vorn, bis sich Ihre Hände berühren. Nun wenden Sie alle Fingerkuppen außer dem Daumen in einer fließenden Bewegung zurück zur Mitte in die Ausgangsposition. Achten Sie darauf, dass Ihre Finger bereits im Vordergrund eine starke Dehnung von den Fingergrundgelenken aus einnehmen, sodass schließlich Ihre acht Fingerkuppen steil aufgestellt auf Ihrer Mitte dicht unter Ihrem Brustbein ruhen. Auch bei der Bewegung zurück können Sie Ihren Ausatem durch Ihren Mund entlassen. Dann erfolgt die Atempause. Verweilen Sie für zwei oder drei Atemzüge und setzen Sie wieder erneut an.

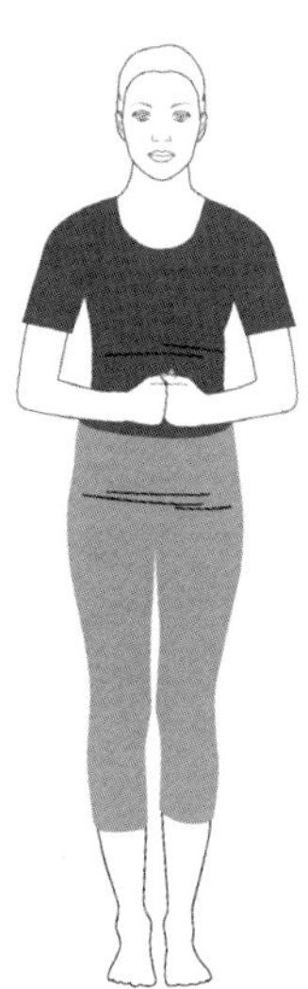

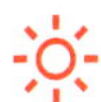

Ihr mittlerer Raum mit seinen zentrierenden Kräften wird stärker mit Atembewegung angereichert, mit allen Ihnen bereits bekannten Auswirkungen. Darüber hinaus erleben Sie durch die Ausweitung nach vorn und zur Seite eine wunderbare Ausbreitung und eine sogenannte »Spannkraft« in Ihren Außenraum hinein, die in Ihrer Empfindung über Ihre gedehnten Mittelfingerkuppen endlos hinausgehen kann. Es handelt sich hier um den horizontalen Atem, da Sie aus der Substanz Ihrer Mitte in den Außenraum gehen und wiederum die Kräfte, die Sie dort wahrnehmen, im Mittenraum »einsammeln«. Daher verbindet der horizontale Atem innen und außen. Es kann auch die Empfindung entstehen, dass die Dehnung eine Ausweitung in den rückwärtigen Raum bewirkt.

Die Kosmische Übung, Teil 2:
Der untere Raum mit aufsteigendem Atem

Erarbeitung mit allen Fingerkuppen: Sie sitzen oder stehen mit lockeren oder leicht gebeugten Knien und beugen Ihren Rumpf mit hängendem Kopf, Hals und Armen zum Boden hin. Nun beschreiben Sie mit allen gedehnten Fingern eine ausladende Kreislinie hinter Ihren Fersen beginnend zur Seite bis nach vorn vor Ihre großen Zehen, bis sich Ihre Fingerrücken entweder fast oder auch leicht berühren. Ihr Kreuzbeinbereich ist stark gedehnt und es entsteht Ihre Einatmung. Anschließend bewegen Sie im Ausatem in der Aufrichtung zügig Ihre gedehnten Fingerkuppen zum Rumpf hin ausgerichtet an der Mittellinie Ihres Rumpfes bis zur Körpermitte zwischen Nabel und Brustbein. Dieser vitale Ausatemimpuls ist in der Regel so stark, dass Sie ihn vielleicht auch mit einem kräftig geflüsterten »Hu« aus dem Mund entlassen möchten. Hier erfolgt die Atempause. Sie können in der letzten Position für zwei oder drei Atemzüge verweilen, bis Sie erneut ansetzen. Alternativ können Sie in der Atempause wieder nach unten in die Ausgangsposition zurückkehren und dort für einige Atemzüge bleiben, bis Sie erneut ansetzen. Arbeiten Sie beliebig lange und spüren Sie aufgerichtet gut nach. Erarbeiten Sie auch diesen Teil zunächst mit fließendem Atem. Mit der Zeit wird sich der entsprechende Atemrhythmus ganz von selbst einstellen.

Mit den Fingerkuppen der vierten und fünften Finger: Im Sitzen oder Stehen beugen Sie Ihren Rumpf mit hängendem Kopf, Hals und Armen zum Boden hin. Nun beschreiben Sie mit Ihren beiden gedehnten Ringfingern und kleinen Fingern mit locker gebeugten restlichen Fingern und Daumen und gut gedehntem Kreuzbein die ausladende Kreislinie beginnend hinter Ihren Fersen zur Seite bis nach vorn vor Ihre großen Zehen. Durch diese Dehnung erfolgt Ihre Einatmung. Anschließend bewegen Sie in der Aufrichtung im nun entstehenden kraftvollen Ausatem alle Ihre dicht aneinander stehenden Finger zum Rumpf hin ausgerichtet an der Mittellinie Ihres Rumpfes bis zur Mitte – oder auch bei stärkerem Ausatemstrom – zur Höhe Ihres Herzens.
Arbeiten Sie für einige Male wie bereits oben beschrieben weiter und spüren Sie gut nach.
Nach ausreichender Übung: Sie können auch probieren, beim Aufrichten Ihre vierten und fünften Fingerkuppen nach oben zur Körpermitte oder zum Herzen hin auszurichten.

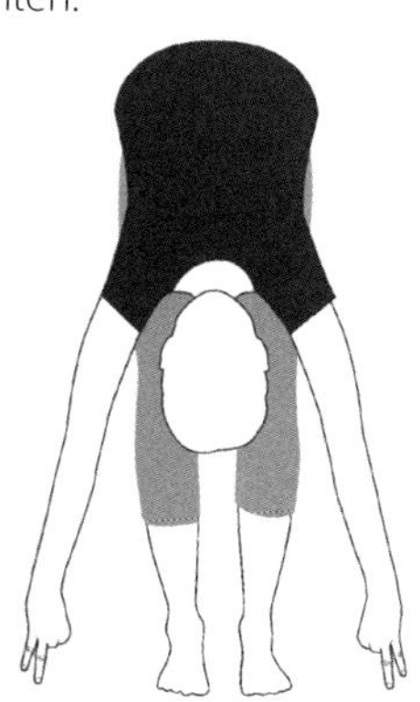

Ihr unterer Raum mit seinen vitalen Kräften – und insbesondere Ihr unterer Rücken im Kreuzbeinbereich – wird intensiv mit Atembewegung belebt, mit allen Ihnen bereits bekannten Auswirkungen. Darüber hinaus erleben Sie durch die Ausweitung nach vorn und zur Seite eine wunderbare Ausbreitung in Ihren unteren Außenraum hinein, die in Ihrer Empfindung sogar bis über Ihre gedehnten Fingerkuppen hinaus nach seitlich-unten bis unter Ihre Füße endlos hinausgehen kann. Auch hier kann die Empfindung entstehen, dass die Dehnung sich bis in Ihren hinteren und unteren rückwärtigen Raum ausweitet.

Hier arbeiten Sie in der Aufwärtsbewegung mit dem kraftvollen aufsteigenden Atem, da Sie aus der Substanz Ihres unteren Raumes schöpfen, die eine vitale Wirkkraft nach oben hin entfaltet.

Die Kosmische Übung, Teil 3: Der obere Raum mit absteigendem Atem

Erarbeitung mit allen Fingerkuppen: Sie sitzen oder stehen mit leicht gebeugten Knien und positionieren Ihre gedehnten Arme und Fingerkuppen neben Ihrem Kopf nach oben in eine weite V-Form, das heißt in eine zur Mitte hin diagonale Schräge zwischen Kopf und Schultern. Nun dehnen Sie Ihre Fingerkuppen, wodurch sich Ihr gesamter oberer Raum mit Einatem füllt. Dann bewegen Sie Ihre gedehnten Arme und Fingerkuppen zügig in einem Bogen über Ihren Kopf zum Gesicht, wobei sich Ihre Fingerrücken kaum oder auch leicht berühren, bis zur Leibmitte. Sie können Ihren Ausatem dabei wieder durch den Mund entlassen, wobei die feinere Qualität dieses Ausatems nicht so stark sein wird wie bei dem aufsteigenden Atem. Nun erfolgt die Atempause. Sie können in der letzten Position für zwei oder drei Atemzüge verweilen, bis Sie erneut ansetzen. Alternativ können Sie in der Atempause wieder nach oben in die Ausgangposition zurückkehren und dort für einige Atemzüge bleiben, bis Sie erneut ansetzen.

Wiederholen Sie die Bewegung einige Male und arbeiten Sie nicht zu lange, da Ihnen ansonsten schwindelig oder unwohl werden könnte. Spüren Sie gut nach. Wie bei den vorherigen Teilen erarbeiten Sie am besten auch diesen mit fließendem Atem.

Mit Ihren Zeigefinger und Daumenkuppen: Sie sitzen oder stehen mit leicht gebeugten Knien. Nun dehnen Sie die Kuppen Ihrer Daumen und Zeigefinger wie oben beschrieben in diagonaler Richtung zur Körpermitte. Hierdurch entsteht Ihr Einatem, der Ihren gesamten oberen Raum füllt. Dann bewegen Sie Ihre gedehnten Daumen und Zeigefingerkuppen zügig in einem Bogen über Ihren Kopf und bewegen nun alle ihre Fingerkuppen an Ihrem Gesicht vorbei bis zur Leibmitte, wobei sich Ihre Fingerrücken kaum oder auch leicht berühren. Hierbei entsteht ein sanfter Ausatemstrom.

Arbeiten Sie für einige Male wie bereits oben beschrieben weiter und spüren Sie gut nach

Nach ausreichender Übung: Probieren Sie einmal, die Zeigefinger- und Daumenkuppen nach dem Bogen über den Kopf nach unten zur Mitte hin strebend auszurichten..

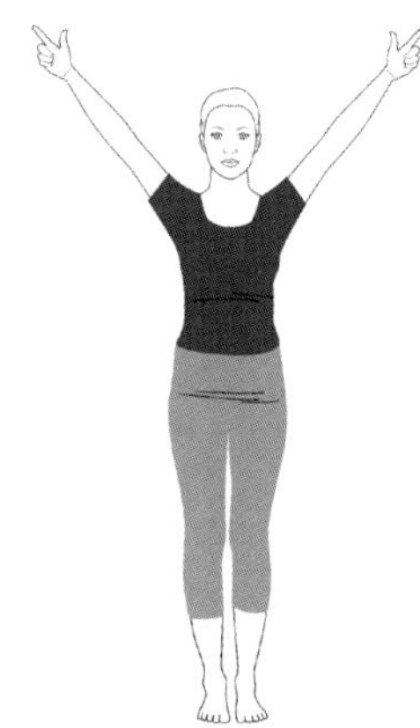

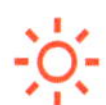

Ihr oberer Raum mit seinen Entfaltungskräften wird stärker mit Atembewegung belebt, mit allen Ihnen bereits bekannten Auswirkungen. Außerdem erfahren Sie durch die Ausweitung nach oben und zur Seite eine wunderbare Ausbreitung in Ihren oberen Außenraum hinein, die sogar in Ihrer Empfindung über Ihre gedehnten Fingerkuppen nach seitlich-oben bis über Ihren Kopf endlos hinausgehen kann. Beim Hinunterwandern erfahren Sie den absteigenden Atem, indem Sie aus der Substanz Ihres oberen Raumes schöpfen, die eine Wirkkraft nach unten hin entfaltet. Dieser Atem ist sanfter, feiner und kürzer und nicht so umfangreich wie der aufsteigende Atem.

Die Kosmische Übung, Teil 4: Verbindung vom unteren mit dem oberen Raum

Da Sie nun bereits alle drei Teile erarbeitet haben, wird dieser Teil gleich mit den jeweils dazugehörigen Fingerkuppen dargestellt. Erarbeiten Sie ihn am besten wieder wie zuvor mit allen Fingerkuppen und im Sitzen, wobei diese Bewegungen im Stehen eine deutlichere Wirkung entfalten. Sie arbeiten nun mit Ihren kleinen Fingern und Ringfingern sowie Zeigefingern und Daumenkuppen im Wechsel. Sie beginnen wie in Teil 2 mit Ihren gedehnten Fingerkuppen des vierten und fünften Fingers einer jeden Hand, der Einatem entsteht und und Sie richten sich im Ausatem wieder auf. Hierbei bewegen sich Ihre Hände im kraftvollen Ausatem mit allen Fingerkuppen vor ihrem Rumpf bis zur Herzgegend und in einer fließenden Bewegung vor Ihrem Gesicht diagonal nach oben, wobei diese Bewegung fließend in eine Dehnung Ihrer Zeigefinger und Daumen übergeht, die nach oben gerichtet wie in Teil 3 seitlich bis in die diagonale weite Form wandern. Hier stellt sich Ihre Atempause ein.

Nun dehnen Sie Zeigefinger- und Daumenkuppen, wodurch Ihr Einatem erfolgt. Im absteigenden Ausatem bewegen Sie sich wie in Teil 3 beschrieben mit allen zum Gesicht und Leib gerichteten Fingerkuppen und gebeugtem Rumpf bis hinunter zum Boden. Hier kehren Sie wieder in die Ausgangsposition zurück, wobei Ihre Atempause entsteht. Arbeiten Sie beliebig lange, doch achten Sie darauf, sich nicht zu überfordern. Sie können oben beziehungsweise unten auch wieder für zwei bis drei Atemzüge verweilen. Spüren Sie gut nach.

Nach ausreichender Übung: Sie können auch probieren, beim Aufrichten die vierten und fünften Fingerkuppen nach oben und nach dem Bogen über den Kopf die Zeigefinger- und Daumenkuppen nach unten auszurichten.

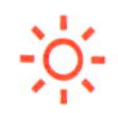

Ihr unterer und Ihr oberer Raum erfahren eine intensivierte Atembewegung mit allen Ihnen bereits bekannten Auswirkungen. Im aufsteigenden und absteigenden Atem können Sie durch die Ausweitung nach unten und oben hin einen beglückenden, sich ergänzenden Austausch und, mehr noch, eine Durchdringung und Verstärkung der Kräfte dieser beiden Räume und darüber hinaus erleben. Hierbei hat der aufsteigende Atem eine vitale und der absteigende Atem eine besänftigende Wirkkraft. In diesem Sinne kann diese Arbeit neue Kraft bringen und insgesamt harmonisieren. Sie stößt physio-psychische Wandlungen an, kann beschwingt und freudig machen und vermag trübe Stimmungen aufzuhellen.

Die Kosmische Übung als Ganzes mit der Verbindung zwischen allen drei Räumen

Diese Arbeit ist vielfältig, da Sie nun in beliebig vielen Wiederholungen alle drei Räume und damit den aufsteigenden, absteigenden und horizontalen Atem miteinander verbinden können.

Zum Erarbeiten beginnen Sie wie soeben dargestellt mit der Verbindung des unteren und oberen Raumes. Nun gehen Sie jedoch beim absteigenden Atem nicht bis ganz nach unten, sondern bis in Höhe Ihres Mittenraumes. Hier entsteht die Atempause, in der Sie wieder Ihre Fingerkuppen

(außer Ihre Daumenkuppen) aufstellen, um sie, wie in Teil 1 dargestellt, in den horizontalen Atem zu führen. Beim Zurückkehren im Ausatem stellen Sie wieder Ihre vier Fingerkuppen so auf Ihre Mitte dicht unter Ihrem Brustbein, dass eine starke Dehnung der Finger von den Fingergrundgelenken aus erfolgt. Hier entsteht die Atempause.
Sie können auch hier nach den jeweiligen Teilen für zwei bis drei Atemzüge verweilen, bevor Sie nach der Atempause weiterarbeiten. Die gesamte Abfolge wiederholen Sie zwei, drei oder mehrere Male. Weniger ist mehr! Spüren Sie besonders gründlich nach. Wie bei den meisten Übungen im Erfahrbaren Atem benötigen Sie nach einiger Übung immer weniger Durchgänge, um eine Wirkung wahrzunehmen.
Auch hier ist es ratsam, für das Erarbeiten zunächst alle Fingerkuppen einzusetzen und den Atem fließen zu lassen. Nach einiger Übung stellen sich Einatem, Ausatem und Atempause gemäß Ihrem eigenen Rhythmus in einer guten Balance zwischen Hingabe und Achtsamkeit von selbst ein.

Variante: Sie können auch mit verschiedenen Teilen in beliebiger Wiederholung arbeiten, zum Beispiel zweimal Teil 2 (von unten nach oben bis zur Mitte oder Herzhöhe) und danach einmal Teil 1 (von der Mitte nach außen und innen) oder zweimal Teil 4 (von unten nach oben und von oben nach unten) und danach Teil 2 (von unten nach oben bis zur Herzhöhe oder Mitte) und zweimal Teil 1 (von der Mitte nach außen und innen). Spüren Sie vor allem, was Ihnen guttut, und überfordern Sie sich nicht.
Sie können außerdem auch mit Teil 1, 2 und 3 jeweils in beliebiger Wiederholung und Reihenfolge arbeiten.

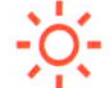 Diese Übung vereint in sich alle Inhalte des Erfahrbaren Atems:

- die fünf Atemräume,
- die Fingerkuppen
- sowie den aufsteigenden, absteigenden und horizontalen Atem.

Deshalb geht sie sehr tief und kann je nach der augenblicklichen Verfassung sowohl physisch als auch psychisch starke Wandlungen anstoßen. Sie wirkt immer vitalisierend und ausgleichend. Mit der Zeit werden Sie wahrnehmen, welcher Teil und welche Variante Ihnen jeweils dazu dient, sich morgens in den Tag einzustimmen oder Ihnen auch zwischendurch mitten in Ihrem (Arbeits-)Alltag dazu verhilft, sich zu erfrischen und neue Kraft zu sammeln. Auch abends können Sie erleben, was davon Sie am besten dabei unterstützt, Ihren Tag harmonisch und gut ausbalanciert abzuschließen.

Hier wird die Spannung zwischen der Verdichtung von Atemkraft in Ihrer Mitte und der Ausweitung zur Peripherie ganzheitlich erfahrbar. So können Sie über Sammeln, Empfinden und Atmen eine sogenannte Atemgestalt in Form einer Kugel erleben. Ilse Middendorf sagte dazu: »... *in dieser Atembewegungsgestaltung sind alle Möglichkeiten des Atmens und der Bewegung ausgedrückt und vereint.*« (12) Einheit und Vielfalt umschließen sich. Die menschliche Verbundenheit mit dem Mikrokosmos bis in Moleküle und Zellen hinein und dem Makrokosmos, dem All und den Gestirnen wird erlebbar und erfahrbar. Worte reichen hier bei Weitem nicht aus. Eine wahrhaft »kosmische Übung«.

Schlusswort

Wie geht es Ihnen nun nach dieser Atemreise durch Ihren gesamten Leib? Hat sich aus der Fülle der Übungsmöglichkeiten eine Lieblingsatemweise herauskristallisiert? Vor allem: Was sagen Ihnen nun Ihre Finger, Hände, Füße, Ihr Gesicht?

Sicher haben Sie Wohlgefühl und Wandlung erlebt und verstehen die Atemsprache Ihres Leibes noch besser als zuvor. Das Besondere an der Arbeit mit dem Erfahrbaren Atem ist ja, dass Sie die meisten Übungen mitten im Alltag ausüben können. Mit der Zeit bewegen Sie sich immer bewusster.

Selbst alltägliche Handlungen wie nach dem Handtuch greifen, den Lichtschalter betätigen, ein Glas aufschrauben, sich waschen, eincremen, Gemüse putzen, Treppen steigen, Berührungen von Menschen, Tieren, Pflanzen, Gegenständen gewinnen noch einmal eine neue (Lebens-)Qualität. Denn sie können nun bewusst und vor allem atem- und empfindungsbewusst geschehen.

Selbst wenn Sie sich verletzt haben sollten oder durch Arbeit am Computer Ihre Handgelenke leiden, bewegen Sie sich so, dass alles schneller heilt. Jede Handlung, jeder Schritt gewinnt. Sie sind und bleiben im Dialog mit sich selbst. Es wird Ihnen sicher nie mehr langweilig, wenn Sie irgendwo warten müssen!

Die Arbeit mit dem Erfahrbaren Atem ist grenzenlos: unsere Körperhöhlen, Raum und Richtung in der weiblichen und männlichen Kraft, unsere Knochen und Gelenke, das Prinzip der Spiralen wie auch das Sich-Einlassen oder Abgrenzen in der Kommunikation … Lust auf mehr? Fragen? Ihr Kontakt, Ihre E-Mails sind uns willkommen!

»Alle Heilung geht durch den Atem.«
Paracelsus

Danksagung

Mein herzlicher Dank geht an meine AtemkollegInnen Hiltrud Lampe, Claudia Feest-Lieberknecht, Martina Hückmann, Agnes Raukamp und Dieter Gebel sowie Ingrid Engert, Katharina Tanneberger und Maike Vogel, die sich als »Model« für die Zeichnungen zur Verfügung gestellt haben. Ebenso danke ich Helge Langguth, Dieter Gebel und Michael Maar für ihre kreativen und fachkundigen Tipps und Impulse. Auch danke ich allen Atemkollegen und -kolleginnen, mit denen ich gemeinsam wachsen durfte und weiter wachse, sowie allen Freunden und Freundinnen, die mich mit unterstützenden Gedanken und Worten durch die Zeit des Schreibens liebevoll begleitet haben. Und nicht zuletzt fliegen tausend duftende Rosensträuße hinüber zu Ilse Middendorf in voller Dankbarkeit dafür, dass sie diese wundervolle einmalige Atemarbeit auf die Erde gebracht hat.

Zitate/Quellenhinweise

(1) Erstes Buch Mose, Kapitel 2, Vers 7.

(2) Ilse Middendorf: »Der Erfahrbare Atem – eine Atemlehre« mit 2 CDs, Paderborn: Junfermann 1995 (ISBN 3-87387-218-8), S. 19.

(3) Berufsbild der BEAM (Berufsvereinigung der AtemtherapeutInnen/-pädagogInnen des Erfahrbaren Atems nach Prof. Ilse Middendorf e. V.), S. 3.

(4) Veronika Langguth: »Körpersprache – gezielt deuten und handeln«, eBook (c)bookboon.com & Veronika Langguth, London 2018 (ISBN 978-87-403-2556-0), S. 61.

(5) Ilse Middendorf: »Der Erfahrbare Atem – eine Atemlehre«, S. 5.

(6) ebd. S. 59.
(7) Hugo Kükelhaus, Rudolf zur Lippe: »Entfaltung der Sinne. Ein ›Erfahrungsfeld‹ zur Bewegung und Besinnung«, Frankfurt: Fischer 1994.
(8) Christine Pauli, 2017 in: dasgehirn.info https://www.dasgehirn.info/wahrnehmen/fuehlen/aussenstelle-des-gehirns.
(9) https://de.wikipedia.org/wiki/Merkel-Zelle.
(10) Ilse Middendorf: »Der Erfahrbare Atem – eine Atemlehre« S. 89.
(11) Langguth: »Körpersprache – gezielt deuten und handeln«, S. 14.
(12) Ilse Middendorf: »Der Erfahrbare Atem – eine Atemlehre«, S. 187.

Über die Autorin

Veronika Langguth studierte an der Pädagogischen Hochschule und der Freien Universität Berlin Erziehungswissenschaften, Psychologie und Musik mit Abschluss Zweites Staatsexamen für das Lehramt. Anschließend gab sie vier Jahre Schulunterricht in Berlin und London. Nach ihrer Ausbildung zur Heilpraktikerin, Atemtherapeutin und mehrjähriger Mitarbeit bei ihrer ehemaligen Schwiegermutter Ilse Middendorf am Ilse-Middendorf-Institut, Berlin, gründete und leitete sie zusammen mit ihrem ehemaligen Mann Helge Langguth zwölf Jahre das Ilse-Middendorf-Institut für Atemtherapie, Atemunterricht und Ganzheitliches Heilen in Oberzent im Odenwald (ehemals Beerfelden). Außerdem ist sie die Erste Vorsitzende der atemtherapeutischen Berufsvereinigung BEAM. Sie entwickelte die »Körperbewusste Kommunikation nach Veronika Langguth®« und integriert die Atemarbeit als Trainerin, Coach und Mediatorin in Weiterbildungsseminare im Industrie- und Dienstleistungsbereich. Ihre Schwerpunkte sind Kommunikation, Körpersprache sowie Selbst-, Stress- und Konfliktmanagement.

Sie ist gern gefragte Expertin für Kommunikation, Stressbewältigung und Atemtherapie in Fernsehen, Radio- und Presse.
Mehr Informationen unter www.veronikalangguth.de und https://www.atem-beam.de.

PUBLIKATIONEN (AUSWAHL):

- »Körpersprache«, eBook, bookboon Verlag 2018, München
- »Mit Power und Schwung durch den (Berufs-) Alltag« in: »Präsentieren und Aktivieren«, Hrsg. Gabal e. V., Jünger Medien Verlag 2016, Offenbach
- »Körpersprache«, Themenheft für die Chefassistenz, GWI Gesellschaft für Wirtschaftsinformation mbH & Co. KG 2001 (ISBN 3-8276-9443-4), vergriffen
- »So können wir uns gut verstehen – die Sprache des Körpers in der Partnerschaft«, Kösel 1998, München, vergriffen (bei Autorin erhältlich)

Impressum

Hinweis: Die Ratschläge/Informationen in diesem Buch sind von Autorin und Verlag sorgfältig erwogen und geprüft, dennoch kann eine Garantie nicht übernommen werden. Eine Haftung der Autorin bzw. des Verlags und seiner Beauftragten für Personen-, Sach- und Vermögensschäden ist ausgeschlossen.

1. Auflage

Projektleitung: Inga Heckmann

Lektorat: Sybille Duelli

Illustrationen: Nadine Gibler

Bildredaktion: Sabine Kestler

Satz: KompetenzCenter, Mönchengladbach

Korrektorat: Susanne Schneider

Herstellung: Angelika Tröger

Umschlaggestaltung: Geviert, Grafik & Typografie

ISBN: 978-3-424-15345-3

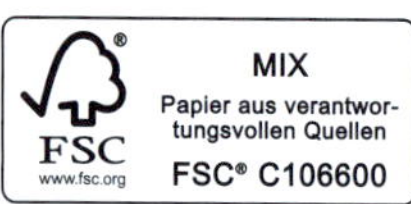

Verlagsgruppe Random House FSC® N001967

Druck und Bindung: DZS Grafik d.o.o., Ljubljana
Printed in Slovenia